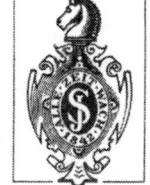

Monographien aus dem Gesamtgebiete der Psychiatrie

62

Herausgegeben von
H. Hippius, München · W. Janzarik, Heidelberg
C. Müller, Onnens (VD)

Axel Genz

Suizid und Sterblichkeit neuropsychiatrischer Patienten

Mortalitätsrisiken und Präventionschancen

Mit 17 Abbildungen

Springer-Verlag Berlin Heidelberg GmbH

Dr. med. Axel Genz
Chefarzt, Landesnervenklinik Haldensleben
Kiefholzstraße 4, O-3240 Haldensleben
Bundesrepublik Deutschland

ISBN 978-3-662-02731-8   ISBN 978-3-662-02730-1 (eBook)
DOI 10.1007/978-3-662-02730-1

Die Deutsche Bibliothek - CIP-Einheitsaufnahme
Genz, Axel: Suizid und Sterblichkeit neuropsychiatrischer Patienten :
Mortalitätsrisiken und Präventionschancen / Axel Genz. - Berlin ; Heidelberg ; New York ;
London ; Paris ; Tokyo ; Hong Kong ; Barcelona ; Budapest : Springer 1991
    (Monographien aus dem Gesamtgebiete der Psychiatrie ; Bd. 62)

NE: GT

© Springer-Verlag Berlin Heidelberg 1991
Ursprünglich erschienen bei Springer-Verlag Berlin Heidelberg New York 1991.
Softcover reprint of the hardcover 1st edition 1991
Die Wiedergabe von Gebrauchsnamen, Handelsnamen, Warenbezeichnungen usw. in diesem Werk
berechtigt auch ohne besondere Kennzeichnung nicht zu der Annahme, daß solche Namen im Sinne der
Warenzeichen- und Markenschutz-Gesetzgebung als frei zu betrachten wären und daher von jedermann
benutzt werden dürften.

Produkthaftung: Für Angaben über Dosierungsanweisungen und Applikationsformen kann vom Verlag
keine Gewähr übernommen werden. Derartige Angaben müssen vom jeweiligen Anwender im Einzelfall
anhand anderer Literaturstellen auf ihre Richtigkeit überprüft werden.

Satz: Datenkonvertierung durch Elsner & Behrens GmbH, Oftersheim
25/3130-543210 – Gedruckt auf säurefreiem Papier

Vorwort

Ein interdisziplinärer – psychiatrischer, epidemiologischer und sozialmedizinischer – Ansatz bei der Beschreibung und Untersuchung eines so vielschichtigen Phänomens wie des Suizides bedarf an sich keiner Rechtfertigung. Eine kurze Darstellung der dem Untersuchungsgegenstand inhärenten Sachzwänge und ihrer konzeptionellen Auswirkungen erleichtert jedoch Verständnis und Orientierung.

Im Kern untersucht die Arbeit den Suizid nervenklinisch Behandelter nach ihrer Entlassung aus stationärer Betreuung.

Die Dimension dieses Problems kann nur im Kontext des Gesamtsuizidgeschehens und darüber hinaus der allgemeinen Mortalität bestimmt werden. In einem ersten Ansatz mußten daher die suizidologischen Basisdaten der Allgemeinbevölkerung im Raum Magdeburg und die Stellung des nichtnatürlichen Todes in der Todesursachenstruktur dieser Bevölkerung ermittelt werden. Die Ergebnisse sind für die Bevölkerung der ehemaligen DDR repräsentativ; ohne sie wäre eine Risikoabschätzung des Suizides von Psychiatriepatienten unmöglich. Der gewichtige Anteil dieser Analyse in der vorliegenden Darstellung resultiert darüber hinaus aus der Tatsache, daß damit für die Bevölkerung der fünf neuen Bundesländer erstmalig methodisch gegenstandsadäquate und mit westdeutschen Suizidanalysen vergleichbare Erhebungen vorgelegt werden.

Die Bestimmung der Risikopopulationen innerhalb der nervenklinisch Behandelten und die krankheitsverlaufsbezogene Messung ihres Selbstmordrisikos bildet einen weiteren Schwerpunkt. Wiederum machte sich methodisch bedingt eine Ausweitung der Untersuchung erforderlich: Suizid als – obzwar in den Hochrisikogruppen der Depressiven, Schizophrenen und Alkoholkranken sehr gewichtige – Partialursache der Sterblichkeit kann wiederum nur im Rahmen ihrer Gesamtmortalität umfassend bewertet werden. Die gewonnenen Aussagen zur natürlichen, Unfall- und Verkehrsunfallsterblichkeit weisen in ihrer Bedeutung für das Lebensschicksal dieser Diagnosegruppen weit über den Charakter einer Komplementäraussage hinaus.

Endlich konnten nach kompletter Ermittlung des Lebens- und Behandlungsschicksals erstmals Überlebensfunktionen dieser Risikogruppen berechnet und auf dieser Grundlage Schätzungen des Einflusses der Sterblichkeit dieser Krankenpopulationen auf die Gesamtsterblichkeit der Bevölkerung durchgeführt werden.

Auf der Basis dieser ursachenspezifischen Überlebensdaten und nach zusätzlicher Ermittlung des gesamten ambulanten Behandlungsregimes und seiner operationalisierten Auswertung war dann bei Depressiven und Schizophrenen das Bedingungsgefüge ihres Suizids aus den Beziehungen zwischen Personen-, Krankheitsverlaufs- und Therapievariablen und dem postklinischen Tod untersuchbar. Die multivariate Überlebensdaueranalyse nach Cox erlaubte die Gewichtung dieser verschiedenen Einflüsse auf das Überleben; der nachweisbare Zusammenhang auch zwischen gestaltbaren Betreuungsvariablen und dem Selbstmord beleuchtet Perspektiven einer gezielteren Hilfestellung.

Der letztere Teil versteht sich somit als direkter Beitrag zur sekundären Suizidprophylaxe im Rahmen eines Gesamtkonzeptes der Suizidprävention, dessen Erfordernis insbesondere im Bereich der fünf neuen Bundesländer im ersten Teil der Analyse belegt wird.

Diese Arbeit wäre nicht möglich gewesen ohne die Beratung und Unterstützung der Herren Professoren Radoschewski (Berlin), Nickel (Berlin) und Häfner (Mannheim) und von Herrn Diplommathematiker Schmidt aus der Abteilung Biomathematik der Medizinischen Akademie Magdeburg. Ganz besonderer Dank gilt den Kollegen der II. Psychiatrischen Klinik der Landesnervenklinik Haldensleben und in Sonderheit Frau Oberärztin Dr. med. Dost für die erforderliche Entlastung von Routineaufgaben.

Frühjahr 1991   Axel Genz

Inhaltsverzeichnis

VIII

1 Einleitung

Der nichtnatürliche Tod und insbesondere der Selbstmord zählen zu den häufigsten Todesursachen in den entwickelten Industrieländern. Ihre sozialmedizinische Bedeutung wächst ständig: Die Weltgesundheitsorganisation konstatierte 1988 langfristig einen „dramatischen Anstieg", im Durchschnitt lag die Selbstmordrate – altersstandardisiert bezogen auf die europäische Standardbevölkerung – 1985–1986 um 40–50% über der Bezugsgröße von 1950–1954 (WHO 1988). Folgerichtig weist das Regionalbüro für Europa der Weltgesundheitsorganisation im Programmpaket „Gesundheit 2000" als Einzelziel die „Umkehr des gegenwärtig steigenden Trends zu Suizid und Suizidversuchen in der Region ..." aus (WHO 1985).

Gemäß dem anerkannt multifaktoriellen Bedingungsgefüge autodestruktiven Verhaltens mit seiner vielschichtigen hereditären, sozialen und kulturellen Determiniertheit muß die Aufgabe der Suizidprävention gesamtgesellschaftliches Anliegen sein. Der Medizin kommt dabei ein besonders verantwortungsvoller Aufgabenbereich zu, da nach internationalen Forschungsergebnissen ein großer Prozentsatz der Selbstmörder tataktuell als im medizinischen Sinne krank, somit behandlungsbedürftig, erfolgreich behandlungsfähig und folglich potentiell medizinisch-präventiven Maßnahmen zugänglich ist.

Nach Angaben der Weltgesundheitsorganisation liegt in rund 50% aller Suizide zum Tatzeitpunkt eine depressive Erkrankung vor, Alkoholismus wird als zweithäufigste Ursache angegeben (WHO 1982). Zugleich befindet sich ein großer Teil der Selbstmörder in medizinischer Behandlung oder begibt sich im unmittelbaren Tatvorfeld in diese, ohne daß die aktuelle Suizidgefährdung erkannt und/oder erfolgreiche Maßnahmen realisiert werden.

Die allgemein größere Gefährdung psychisch Kranker ist seit der Antike bekannt; Kraepelin (1921), Lange (1928) und Mayer-Gross (1932) konstatierten sie bereits für klinisch Behandelte, insbesondere Depressive und Schizophrene. Im Bereich der ehemaligen DDR beschränkten sich die Problemdarstellungen auf kasuistische Mitteilungen (Eichhorn et al. 1985) und wenige epidemiologisch unvollständige Angaben (Arndt 1981, Krostewitz 1985, Von Keyserlingk 1981). Mit dem Suizid westdeutscher psychisch Kranker beschäftigen sich aus klinischem Blickwinkel ungleich mehr Arbeiten, globale epidemiologische Parameter wie ursachenspezifische Mortalitätsrisiken als Maß der Gefährdung für einzelne psychiatrische Krankheitsgruppen fehlen aber auch hier ebenso wie differenzierte Mortalitätsanalysen in Form von Schätzungen der Überlebens- bzw. Todesdichtefunktionen oder eine darüber hinausweisende krankheitsverlaufsbezogene Analyse. Somit ermangelt es an der Grundlage für wissenschaftlich begründete prognostische Aussagen quoad vitam bei allen psychiatrischen Krankheitsgruppen. Der Einfluß therapeutischer Interventionen auf die Suizidmortalität – dessen Nachweis zugleich ein grundlegender Beitrag zur Prävention wie auch gegebenenfalls zur Evaluation von Versorgungsstrukturen sein könnte – ist weitgehend unaufgeklärt.

Dieser unbefriedigend niedrige Erkenntnisstand resultiert im Bereich der früheren DDR z.T. aus der staatlich weitgehend betriebenen Sekretierung der Suizidproblematik. Letztmalige Veröffentlichungen datieren aus den Jahren 1959 und 1961 (Lengwinat 1959, 1961) und schließlich 1973/1974 (WHO 1975) und weisen mit 35–40/100000 international sehr hohe Selbstmordraten aus. Eine Reihe von wissenschaftlichen Arbeiten, die sich in der Vergangenheit aus verschiedenen Blickwinkeln mit der Problematik des Selbstmordes beschäftigten (Arndt 1981, Hasenfelder 1986, Krostewitz 1985, Kulawik 1975, Schulze 1969, Seidel 1969), datiert gleichfalls weit zurück oder liefern nur partiell detaillierte epidemiologische Einsichten. Eine differenzierte Einschätzung unter Verwendung sozialmedizinisch relevanter Meßgrößen wie des relativen alters- und geschlechtsspezifischen Suizidrisikos, des individuellen Lebenssuizidrisikos und des ursachenspezifischen Verlustes an potentiellen Lebensjahren liegt nicht vor. Das Fehlen dieser Eckdaten und ihrer unverzichtbaren Referenzfunktion verhinderte auch die tiefergehende Analyse des Stellenwertes psychischer Krankheiten im Gesamtsuizidgeschehen und auch des Selbstmordgeschehens im Verhältnis zur Gesamtmortalität bestimmter psychiatrischer Krankheitsgruppen.

Eine prinzipielle Schwierigkeit liegt in der Natur der psychischen Erkrankungen. Eine differenzierte krankheitsbezogene Mortalitätsanalyse hängt entscheidend von der Morbiditätserfassung ab; diese gestaltet sich schwieriger als bei vielen somatischen Krankheiten. Dazu tragen entscheidend die extremen intra- und interindividuellen Unterschiede in der Ausprägung der Querschnittssymptomatik wie auch die außerordentliche Variabilität der Langzeitverlaufsgestalt bei. Schließlich ist das Inanspruchnahmeverhalten gegenüber medizinischer Betreuung außerordentlich wechselnd, so daß uneingeschränkt verallgemeinerungsfähige Aussagen zum Verhältnis zwischen psychischer Erkrankung und nichtnatürlichem Tod durch die Schwierigkeiten der Morbiditätsanalyse nur im Rahmen von Felduntersuchungen gewonnen werden können; diese wiederum sind bei Erkrankungen mit niedriger Inzidenz wie den schizophrenen Psychosen nur mit extrem hohem Aufwand realisierbar (Häfner und An der Heiden 1985).

International bewährt hat sich als Kompromiß zwischen wissenschaftlich-methodischem Anspruch und praktischer Realisierbarkeit bei retrospektiven Studien der Rückgriff auf klinisch-psychiatrisch behandelte Patientenpopulationen und die Verifizierung ihres poststationären Mortalitätsgeschehens in angemessenem Follow-up-Zeitraum. Sie repräsentieren zwar eine durch individuelles Inanspruchnahmeverhalten, Dichte ambulanter Versorgungsstrukturen, tradierte Einweisungsmodalitäten und andere Einflüsse selektierte Auswahl und erlauben daher nur eingeschränkt gültige Aussagen für die Gesamtheit der Erkrankten, im allgemeinen wird aber eine Korrelation zwischen Einweisung und Schwere des Krankheitsbildes angenommen und daher können daraus Aussagen exemplarischen Charakters für diese Hochrisikogruppen abgeleitet werden.

Erfahrungsgemäß wird in der epidemiologischen Problemanalyse ein „...
entscheidender Fortschritt in der Verwertbarkeit von Krankenhausstatistiken ...
dort erreicht, wo diese praktisch alle Krankenhausaufnahmen einer großen
Bevölkerungszahl ... umfaßten und personenbezogene Daten ..." enthalten (Häfner
1978, S. 9). Diese Voraussetzungen waren für ein psychiatrisches Großkrankenhaus
wie die Landesnervenklinik Haldensleben in Sachsen-Anhalt mit streng abgegrenz-
ter psychiatrischer Versorgungszuständigkeit für eine halbe Million Bürger gegeben. Mit der Erfassung und Zusammenführung personenbezogener Suizid-, Unfall-
und Psychiatriebehandlungsdaten und der vollständigen Ermittlung des Überle-
bensschicksals waren die Voraussetzungen für eine differenzierte Analyse der
nichtnatürlichen Mortalität gegeben. Die Einbeziehung postklinischer Behand-
lungs- und Verlaufscharakteristika und ihre Gewichtung für die Sterblichkeit
erlaubte die unmittelbare Qualifizierung der Mortalitätsanalyse als „... natural
bridge between clinical medicine, epidemiology and psychiatry" (Sartorius 1986,
S. 642).

Im einzelnen wurden untersucht:

1. Die räumliche und zeitliche Verteilung des nichtnatürlichen Todes in den
   Kategorien Suizid und nichtfremdverschuldeter Unfall im Einzugsbereich der
   Landesnervenklinik Haldensleben.
2. Die sozialmedizinische Bedeutung dieser Todesursachen in Relation zur natürlichen Gesamtmortalität und zu anderen Todesursachengruppen.
3. Der Anteil der an den genannten Ursachen Verstorbenen und vordem klinisch
   neuropsychiatrisch Behandelten und der Stellenwert psychischer Erkrankungen
   im Ursachenbündel des Selbstmordgeschehens, Unfallgeschehens und Verkehrs-
   unfallgeschehens.
4. Das Selbstmordrisiko der klinisch-neuropsychiatrisch Behandelten und die
   Stellung des Selbstmordes im Rahmen der Gesamtmortalität der Risikogruppen.
5. Die Zusammenhänge zwischen Krankheitsverlauf und Suizid.
6. Die Überlebenswahrscheinlichkeiten der Hochrisikogruppen.
7. Der Einfluß von grundlegenden Krankheitsverlaufsparametern auf das Selbstmordgeschehen.
8. Die Relevanz therapeutischer Betreuungsmaßnahmen für das Suizidgeschehen
   und die präventive Bedeutung ausgewählter Therapievariablen.

2 Literaturanalyse

Die „Erfassung der Größe eines medizinischen Problems und seiner zeitlichen Entwicklung" sind zwei Hauptanliegen der Epidemiologie (Cooper 1978, Häfner 1978, Pflanz 1973). Der Suizid gehört zu den deskriptiv-epidemiologisch seit der Arbeit von Durkheim (1896) international am besten beschriebenen Phänomenen. Inzwischen besitzt die „epidemiologische Erforschung suizidalen Verhaltens ... eigenständige Bedeutung, insofern sie ein Phänomen zu verstehen trachtet, das gleich hohen sozialen und psychiatrischen Rang hat ... Für den Kliniker ist es letztlich unmittelbar wichtig, Antworten auf praktische Fragen zu erhalten, zum Beispiel nach der Suizidprognose unterschiedlicher Patientengruppen" (Kreitman 1986, S. 87).

Die internationale Übersicht der Weltgesundheitsorganisation weist den Selbstmord unter den 10 häufigsten Todesursachen und als kardinales Gesundheitsproblem insbesondere in den industriell entwickelten Ländern aus (Kreitman 1986, WHO 1988). In den USA sterben jährlich rund 21 000 Menschen durch Selbstmord (Monk 1987), in der (westdeutschen) BRD wurde die Zahl etwa auf 14 000 geschätzt (Häfner und Schmidtke 1987), in Schweden auf 2000 im Verhältnis zu 800 Verkehrstoten (Jacobsson und Renberg 1986). Dabei persistieren gravierende Unterschiede zwischen den europäischen Nationen sehr zeitstabil: Die rohen männlichen Suizidziffern (Suizide/100 000 der Bevölkerung) lagen von 1901 bis 1977 beispielsweise in Irland zwischen 3 und 7, Spanien 3 und 9, Belgien 19 und 23 und der Schweiz zwischen 27 und 39, die rohen weiblichen Suizidziffern in diesem dreiviertel Jahrhundert zwischen jeweils 1 und 3 in Irland und Spanien, 4 bis 12 in Belgien, 8 bis 13 in der Schweiz (WHO 1982). Die wenig veränderte Suizidrangordnung der europäischen Länder ist eingebettet in eine generelle Zunahme in nahezu allen europäischen Ländern, die zwischen dem Anfang der 60er und Mitte der 70er Jahre zwischen 7 und 101% beträgt (WHO 1982). Dazu trug und trägt eine Fülle von Einflüssen bei: Generell steigt die Suizidrate mit zunehmendem Alter; die Zunahme der durchschnittlichen Lebenserwartung führt entsprechend auch zu einer Zunahme der Suizidraten, für die Altbundesrepublik wurden 30 bis 50% der „Anstiegsvarianz der rohen Suizidraten" der letzten 30 Jahre auf diese Änderungen der Bevölkerungsstruktur zurückgeführt (Schmidtke und Häfner 1984). Parallel mit dem Alter erhöht sich das Lebenszeitrisiko einer malignen Erkrankung bzw. einer chronischen und Multimorbidität, die mit erhöhter Selbstmordgefährdung einhergehen (Louhivuori und Hakama 1979, Haenel 1986), soziokulturelle Veränderungen (Kreitman 1988) führen zu einer höheren Anfälligkeit für suizidales Problemlösungsverhalten, wie es möglicherweise der steigenden Suizidmortalität junger

Männer in den USA zugrunde liegt (Monk 1987), die auch für Geburtskohorten in Belgien (Moens et al. 1987) und Kanada (Barnes et al. 1986) gefunden wurde. Eine echte Inzidenzzunahme von mit hohem Suizidrisiko einhergehenden Krankheiten wie insbesondere depressiven Syndromen wurde nachgewiesen (Klerman et al. 1985, Jablensky 1987). Innerhalb der zweifelsfrei komplexen biopsychosozialen Determiniertheit suizidalen Verhaltens wurde eine Fülle von Einzelfaktoren isoliert, deren bedeutendste Alter und Geschlecht sind. In fast allen Kulturen der Welt korreliert die Suizidrate positiv mit dem Alter und suizidieren sich Männer häufiger als Frauen (WHO 1988). Jede weitergehende Untersuchung anderer Risikofaktoren, denen selbst eine Alters- und Geschlechtsgebundenheit inhärent ist, muß diesen Zusammenhang berücksichtigen. Einfluß haben darüber hinaus genetische (Haenel und Pöldinger 1986, Mendlewicz 1988, Mitterauer 1986), perinatale (Jacobsson et al. 1987), geographische und rassische (Monk 1987) sowie vielfältige soziale Faktoren wie Familienstand (Durkheim 1896), Arbeitslosigkeit (Pritchard 1988), Bevölkerungsdichte und innerstaatliche Migration (Lester 1989), Berufsstand – mit einer gegenüber der Durchschnittsbevölkerung beispielsweise dreimal höheren Selbstmordrate von Ärzten in Großbritannien (Sakinofsky 1980), Schweden (Arnetz et al. 1987a, 1987b), Bayern (Bämayr und Feuerlein 1986), den USA (Pitts 1979) – und viele andere. Die Gesamtselbstmordrate eines Landes kann durch die Verfügbarkeit von Suizidmitteln beeinflußt werden: In Großbritannien kam es parallel mit der Kohlenmonoxiddetoxikation des Stadtgases zu einer vorübergehenden Abnahme der Suizidraten beider Geschlechter (Kreitman 1976). In den USA ließ sich eine Korrelation zwischen der Verfügbarkeit der Handfeuerwaffen in den verschiedenen Bundesstaaten und der Suizidrate der Männer mittels dieser Selbstmordtechnik und, da sie in den USA die am häufigsten angewandte Suizidmethode ist, auch der Gesamtsuizidrate der Männer nachweisen (Lester und Murrell 1980). Passagere Veränderungen im Sozialfeld wie Kriegs- und Krisenzeiten führen grenzüberschreitend zu einer Senkung bzw. Erhöhung der Selbstmordraten (WHO 1982, Häfner 1985). Der Fehlgebrauch moderner Informationstechnologien hat über die differenzierte massenwirksame Darstellung von Selbstmordhandlungen und dadurch ausgelöste Identifikation zur Imitation im Sinne des Werther-Effekts und damit zu einer landesweiten temporären Zunahme der Selbstmorde in bestimmten Altersgruppen geführt (Schmidtke und Häfner 1988). Soziale Ausnahmebedingungen wie Inhaftierung führen zu einem deutlichen Anstieg der Selbstmorde, in britischen Gefängnissen liegt die Rate weit über dem Landesdurchschnitt (Backett 1987, Dooley 1990).

1973 konstatierte Dörner: „Hinsichtlich der sozialen Faktoren, Bedingungen oder Ursachen für den Selbstmord ... kann man zusammenfassend sagen, daß zu den Befunden Durkheims bis heute nicht viel hinzugekommen ist" (in Durkheim, Ausgabe 1973, S. XXII). Dieser Einschätzung kann heute nicht mehr zugestimmt werden – wissenschaftlich wurde zwischenzeitlich ein qualitativ neuer Entwicklungsstand auch durch den Einsatz multivariater Auswertungstechniken wie der logistischen Regressionsanalyse erreicht, die die gleichzeitige und anteilige Bewertung und Berechnung multipler Risiken erlauben. International wurde dies besonders in den 80er Jahren beispielsweise für die gleichzeitige Estimation von Alters-, Kohorten- und Periodeneinflüssen auf das Selbstmordgeschehen gezeigt

(La Vecchia et al. 1986a, Woodbury et al. 1988). Der wechselseitige Einfluß und die vielschichtige Verknüpfung vieler Risikofaktoren erfordern bei der Untersuchung spezieller Risikogruppen sowohl hinsichtlich ihres Beitrages zur Gesamtsuizidmortalität wie auch ihrer Prognosebewertung die Bezugnahme auf und damit Kenntnis des konkreten soziokulturellen Ereignishintergrundes. Der Nachweis einer weltweit ähnlichen Schizophrenieinzidenz in transkulturellen Studien (WHO 1973, Eaton 1986) muß bei bereits intraeuropäischen Differenzen der Suizidraten beispielsweise zwischen Griechenland und Ungarn um den Faktor 10 (WHO 1982, Beratis 1986) entweder zu einer zwischenstaatlich differenten Bewertung des Anteils der schizophrenen Risikopopulation am Suizidgeschehen oder aber an der Suizidgefährdung durch die Krankheit führen.

Die Selbstmordrate in Deutschland war traditionell hoch, bereits zu Beginn des 20. Jahrhunderts lag die rohe Suizidziffer bei 34/100000 Männern und Jahr und 9/100000 Frauen und Jahr (WHO 1982). In den westdeutschen Ländern betrug die Suizidrate von der Jahrhundertwende bis zur Zeit unmittelbar nach Ende des 2. Weltkrieges konstant nur wenig mehr als die Hälfte der Suizidrate, die in den bis 1990 die DDR umfassenden Landesteilen zu verzeichnen war (Harmsen 1966). Im Raum der vormaligen DDR variierten die rohen Suizidziffern in dieser Zeit zwischen 32,6 und 54,8 bei Männern bzw. 12,4 bis 22,0 bei den Frauen (Harmsen 1966) und zählten damit zu den höchsten der Welt (Cordes 1964). Zwischen 1949 und 1960 lagen hier die Suizidziffern konstant zwischen 32 und 39 bei den Männern und 19 und 23 bei den Frauen (Harmsen 1966). Die letzten veröffentlichten Arbeiten über den Selbstmord aus sozialmedizinischer Sicht von Lengwinat (1959, 1961) bestätigten die hohen Selbstmordraten.

Für die letzten 15 Jahre standen zum Zeitpunkt der Verfertigung dieser Arbeit nur zeitlich oder räumlich begrenzte Untersuchungen – mit den entsprechend aus Zufallsschwankungen resultierenden Aussageungenauigkeiten – zur Verfügung: Für den Raum Görlitz-Stadt in Sachsen wurde im Einjahreszeitraum 1981/82 eine extrem hohe rohe Suizidziffer von 58,1 insgesamt, darunter von 73,9 bei Männern und 45,2 bei Frauen ermittelt (Hasenfelder 1986); im Intervall 1970 bis 1980 wurde für den Kreis Sangerhausen eine durchschnittliche globale Suizidziffer von 32, 41,8 für Männer und 23,0 für Frauen (Krostewitz 1985) und für 1969 bis 1979 in einem repräsentativeren Areal mit über 200000 Einwohnern (Kreise Mühlhausen, Worbis, Heiligenstadt) gleichfalls in Thüringen eine Gesamtsuizidziffer von 25,5 gefunden (Arndt 1981).

In der Zusammenschau ist daraus zu entnehmen, daß wahrscheinlich keine Veränderung der tradiert starken Neigung zu suizidalem Problemlösungsverhalten in der Bevölkerung im Raum der ehemaligen DDR eingetreten ist. Die Altbundesrepublik nahm nach jüngsten Veröffentlichungen den 7. Rang unter den Ländern mit den höchsten Suizidraten ein, bei den 25- bis 45jährigen Männern stand Selbstmord in der Rangfolge der Todesursachen an erster Stelle (Wedler 1987).

International und für Westdeutschland liegen differenzierte Ergebnisse vor, die in ihrer Aussagekraft hinsichtlich der sozialmedizinischen Relevanz suizidalen Verhaltens über die Bestimmung des Todesursachenanteiles und roher und altersstandardisierter Suizidziffern hinausweisen. Für die frühere BRD wurde beispielsweise das kumulative Lebenssuizidrisiko bis zum 75. Lebensjahr auf der

Basis der Daten des Jahres 1982 mit einer Suizidwahrscheinlichkeit von 2,15% bei Männern und 0,95% bei Frauen berechnet (Schmidtke und Häfner 1984). Für Schweden haben Hochrechnungen ergeben, daß „... suicide accounts for the greatest part of premature death mortality among men and women according to potentially years of life lost up to the age of 65..." (zitiert nach Jacobsson und Renberg 1986, S. 459). In den USA lag bei analoger Berechnung der Einbuße an potentiellen Lebensjahren die Kategorie „Unitentional Injuries" auf Rang eins mit über 20% des Gesamtverlustes, die Ursachengruppe „Suicide and Homicide" auf Rang vier mit über 10% (Wise 1988). In der spärlichen DDR-Literatur liegen Berechnungen für den Verlust an potentiellen Lebensjahren für die Kategorie „Unfälle, Vergiftungen und Gewalteinwirkungen" vor; danach sind die Verluste durch äußere Ursachen im Zeitraum von 1 bis 70 Jahren nahezu doppelt so hoch wie die durch die häufigste Todesursache „Herz-Kreislauf-Krankheiten" und besitzen demzufolge eine wesentlich höhere sozialmedizinische Relevanz (Radoschewski 1983, Radoschewski und Schulz 1983).

Die Bedeutung psychischer Erkrankungen für den Selbstmord wird seit Jahrhunderten kontrovers diskutiert. Weitgehender Konsens bestand allerdings seit je dahingehend, daß psychische Krankheit die individuelle Selbstmordgefahr erhöht (Kraepelin 1921). Auch die ausschließliche kausale Zuordnung des Selbstmordes zu psychischer Krankheit wurde „... von zahlreichen Irrenärzten verteidigt. Man kann entweder sagen, daß der Selbstmord eine pathologische Erscheinung sui generis, eine spezielle Form von Irresein darstellt; oder man kann annehmen, ohne daraus eine Besonderheit zu machen, es handele sich um ein Stadium, das bei einer oder mehreren Arten von Geisteskrankheiten auftreten könne, nie aber bei geistig gesunden Menschen" (Durkheim 1896, S. 42). Letzterer Ansicht schloß sich unter anderem Miles (1977) nach einer der umfassendsten Metaanalysen der Literatur an. Demgegenüber steht philosophisch seit der Stoa die Auffassung des Selbstmordes als Freitod mit dem Attribut des Bilanzierenden. Wissenschaftliche, nicht zuletzt speziell epidemiologische Evidenz belegt, daß Selbsttötung als Vorkommen nur im „Stadium ... bei einer oder mehreren ... Geisteskrankheiten" (Durkheim 1896, S. 42) nicht für die Gesamtheit der Suizide verantwortlich sein kann: Die oben angeführten biopsychosozialen Faktoren können nicht ausschließlich über die Modifizierung der Suizidrate von psychisch Kranken wirken.

Das Hauptproblem der empirischen Erforschung des Suizides besteht in der „unavailability of its victim for interrogation" (Murphy 1983a). In Beantwortung der Fragestellung über die Bestimmung des Anteils der psychisch Kranken kann nur eine Annäherung an den „wahren" Wert durch zwei mit jeweils spezifischen Fehlern behaftete Methoden erreicht werden: Es können entweder vorbekannt Kranke unter den Suizidenten identifiziert oder retrospektiv mittels „psychologischer Autopsie" und der darauf basierenden Diagnosestellung Aussagen gewonnen werden. Mit letzterer wurde der Anteil manisch-depressiver Kranker unter 134 Suiziden mit 55%, der chronischer Alkoholiker mit 28% und der Schizophrener mit 2% bestimmt (Robins et al. 1959). Der Gesamtanteil psychiatrisch Kranker liegt bei 85%; er wird in fast allen mit dieser Methodik gewonnenen Studien ähnlich und sehr hoch geschätzt (Arato et al. 1988, Barraclough et al. 1974, Dorpat und Ripley 1960). Die methodisch bedingten Unsicherheiten bestehen darin, daß viele Symptome z. B.

der „Depression" relativ unspezifisch und wie etwa „Hoffnungslosigkeit" ihrerseits integraler Bestandteil des Suizidmotivbündels sind, ein Blindrating nicht möglich ist, bei der Einbeziehung des sozialen Umfeldes eine Vielzahl tiefgreifender und schwerwiegender Einflüsse von unmittelbarer Relevanz für das Ergebnis nicht eliminiert werden kann; dazu gehören insbesondere Verdrängungs- und Rechtfertigungstendenzen seitens des sozialen Umfeldes der Suizidenten wie auch der Beurteiler. Anerkannte Suizidologen charakterisierten die so gewonnenen Aussagen daher als „von nur geringem, bisweilen irreführenden Informationswert" (Pöldinger und Sonneck 1980). Infolgedessen ist diese Methodik heute gegenüber der Identifizierung vorbekannt psychisch Kranker unter den Suizidenten zurückgetreten (Hendin 1986). Damit allerdings hängen die gewonnenen Aussagen unmittelbar von der Erfassung der Kranken in einer Referenzpopulation ab, somit auch von Diagnosestrategien und Inanspruchnahmeverhalten und müssen sich demgemäß erheblich nach klinisch oder ambulant bekannten unterscheiden. Sie haben den großen Vorzug, die Häufigkeit des Suizids unter den Todesursachen innerhalb der Krankheitsgruppen mit gleichzeitiger Aussage zur natürlichen Mortalität und Zeitbezogenheit der Ereignishäufigkeiten verbinden zu können und unter Bezugnahme auf eine Referenzpopulation zugleich die Exzeßmortalität einzelner Diagnosegruppen exakt auszuweisen.

Generell besteht ein erheblich erhöhtes Suizidrisiko (Böhme 1987, Casadebaig und Quemada 1989, Häfner und Bickel 1989, Klerman 1985, Murphy et al. 1989, Tsuang und Simpson 1985, Simpson 1988). Black et al. (1985a, 1985b, 1985c, 1985d) verfolgten das Schicksal von 5412 ehemaligen psychiatrischen Patienten über einen Zeitraum bis zu 10 Jahren. Für die Gesamtgruppe fanden sie eine im gesamten Zeitraum signifikant über den Erwartungswerten liegende Suizidmortalität bei beiden Geschlechtern. Sie war insgesamt im Verhältnis zur Referenzpopulation bei Frauen höher als bei Männern, am höchsten bei beiden Geschlechtern in den jüngeren Jahrgängen. In diagnostischer Zuordnung gemäß der Internationalen Krankheitsklassifikation (IX. Revision) war sie bei Männern und Frauen mit „Schizophrenie", „manisch-depressiver Krankheit" und „Suchtkranken", darüber hinaus bei „neurotischen und persönlichkeitsgestörten Männern" sowie Frauen mit „depressiver Neurose" erhöht (Black et al. 1985a). Die Gesamtzahl der nichtnatürlichen Tode machte einen Anteil von 32% aller Todesfälle und 67% der Übersterblichkeit aus. 99% aller Todesfälle ereigneten sich innerhalb von 2 Jahren nach Entlassung (Black et al. 1985d). Bei Schizophrenen beiderlei Geschlechts bestand eine signifikante Übersterblichkeit nur für die Kategorien „nichtnatürlicher Tod" und im zweijährigen poststationären Intervall. Dieselbe Beziehung ließ sich auch für endogene affektive Psychosen und Suchtkranke nachweisen (Black et al. 1985b). In einer 10-Jahres-Nachverfolgungsstudie von 1190 stationär behandelten schwedischen Schizophrenen wurden eine 17- bzw. 26fach höhere Suizid- und „Undetermined-death"-Rate (IKK-E 980 – E 989) bei Frauen und 10- und 9fache entsprechende Raten bei Männern gefunden (Allebeck und Wistedt 1986). Demgegenüber wurde in 40jährigem Follow-up zwar ein signifikant erhöhtes Selbstmordrisiko für Depressive beiderlei Geschlechts und männliche Schizophrene im Vergleich mit der Normalbevölkerung gefunden, nicht jedoch für weibliche Schizophrene (Tsuang 1978).

Mit analogem Ansatz für allerdings 182 erstbehandelte schizophrene Patienten wurde bei Männern eine nichtsignifikant erhöhte nichtnatürliche standardisierte Mortalitätsrate (SMR) von 1,85, eine signifikant erhöhte bei Frauen von 9,52 gefunden (Eastwood et al. 1982). In einem 6- bis 12jährigen Follow-up von 500 psychiatrischen Ambulanzpatienten wurde gleichfalls eine signifikant erhöhte Übersterblichkeit, wenngleich geringer mit einer SMR von 3, bestimmt (Martin et al. 1985a). Aufgrund der geringen Ausgangsgröße von nur 22 Schizophrenen war eine signifikante Beziehung zum nichtnatürlichen Tod nicht nachweisbar (Martin et al. 1985b); dies dokumentiert zugleich die widersprüchliche Dialektik zwischen methodischem Anspruch und realer Möglichkeit bei der Erfassung von psychischen Störungen mit vergleichsweise so geringer Erkrankungsinzidenz (Eaton 1986). Entsprechend konnten auch in Feldstudien, die die möglicherweise aus krankheitsbedingt geringerer Inanspruchnahme von klinischen Einrichtungen resultierenden Fehler vermeiden, in 15- und 25jährigem Follow-up etwa der Lundby-Studie keine Aussagen zur Schizophreniemortalität getroffen werden (Hagnell et al. 1981). Zu depressiven Syndromen – mit wesentlich höherer „lifetime-prevalence" von 6 bis 9% (Jablensky 1987) – war demgegenüber eine Aussage zum Suizidrisiko von Männern in der Bevölkerung möglich: Die standardisierte Mortalitätsrate lag 13fach über den Bevölkerungswerten und entsprach damit denen für psychiatrisch Behandelte (Hagnell 1981), in der Differenzierung nach Schweregrad des depressiven Syndroms war sie nicht erhöht für die Kategorie „leicht" depressiv, 4 1/2fach für „mittelgradig" depressiv und 78fach für „hochgradig" depressiv. In einer psychiatrischen Ambulanzklientel wurden 7,5fach höhere Suizidraten bei Depressiven gefunden (Martin et al. 1985a), bei Nachverfolgung klinisch Behandelter 4,6fach erhöhte Risiken für Männer und 11,5fach erhöhte für Frauen (Eastwood et al. 1982). Lehmann (1988) berichtete bei 11jährigem Follow-up sogar über eine 100fach erhöhte Suizidrate Depressiver; Black et al. (1985a) über eine 16fach höhere bei Männern und 62fach höhere bei Frauen.

Während somit bei beiden Krankheitsgruppen die Angaben zur Höhe der Übersterblichkeit zwischen dem 5- und 100fachen schwanken, wahrscheinlich – und naturgemäß – unter anderem von der Tiefe des depressiven Syndroms abhängen, ist die Frage einer erhöhten natürlichen Sterblichkeit umstritten. Angaben über eine isolierte signifikant erhöhte natürliche Sterblichkeit bei Frauen mit „akuter Schizophrenie", die zur Hälfte auf organische Herzerkrankungen zurückging (Black et al. 1985c), konnten in anderen Studien nicht bestätigt werden (Eastwood et al. 1982). In einer der zahlenmäßig größten Studien fand Allebeck (1986) demgegenüber erhöhte Mortalitätsraten bei Schizophrenen für die Sterblichkeit an kardiovaskulären, zerebrovaskulären, den Respirationstrakt betreffenden, gastrointestinalen und urogenitalen Krankheiten. Hinsichtlich des langfristigen Trends soll die Gesamtmortalität der Schizophrenen in den 70er Jahren die der Depressiven übertroffen und damit das frühere Verhältnis der Sterblichkeiten umgekehrt haben (Jablensky 1987).

Hinsichtlich der Mortalität bzw. Lebenserwartung von Alkoholkranken resümierte Feuerlein, daß sich „... eine deutliche Verminderung der Lebenserwartung im Vergleich zur Normalbevölkerung" im Ergebnis von fast ausschließlich Arbeiten außerhalb Deutschlands ergebe (Feuerlein 1989, S. 11). Die Übersterblichkeit wurde bei Männern mit zweifach, demgegenüber bei Frauen dreifach (Schmidt und De Lint 1972, Eastwood et al. 1982), nicht signifikant erhöht bei Männern, jedoch bei Frauen (Black et al. 1985c) bestimmt. Bei einer 8-Jahres-Katamnese männlicher Alkoholkranker wurde eine signifikant erhöhte Standardmortalitätsrate von 4,72 bestimmt (Mackenzie et al. 1986), bei einer weiteren 8-Jahres-Katamnese eine Übersterblichkeit um das 2,4fache (Barr et al. 1984), bei einer 10-Jahres-Katamnese von 1312 schwedischen Alkoholkranken eine Übersterblichkeit bei Männern von 2,5 und bei Frauen um das 5,1fache (Berglund 1984).

Hinsichtlich der todesursachenspezifischen Mortalität wird in weitgehender Übereinstimmung in der Literatur hervorgehoben, daß die Selbstmordrate bei Alkoholikern deutlich erhöht sei (Solomon 1982). Wiederum streuen die Aussagen sehr weit; unter Bezugnahme auf die Gesamtzahl der Selbstmorde gilt der Alkoholismus – nach depressiven Erkrankungen – als „second largest contributor to suicide" (Murphy 1983b), ein Viertel der identifizierten Suizide betrifft Alkoholkranke. Der proportionale Anteil des Suizides unter den Todesursachen der Alkoholkranken wird mit 3% (Gorwitz et al. 1970), über 7% (Schmidt und De Lint 1972) bis hin zu 56% (Kessel und Grossman 1961) angegeben (Übersicht siehe Miles 1977). In den zitierten Studien jüngeren Datums wurde die nichtnatürliche Mortalität alkoholkranker Männer um das 7,5fache bzw. der Frauen um das 21,4fache erhöht gefunden (Eastwood et al. 1982) bzw. eine Erhöhung der Suizidrate auf das 11,1fache bei Männern und das 60fache bei Frauen (Black et al. 1985a), bei psychiatrischen Ambulanzpatienten – beiderlei Geschlechts – wurde eine signifikant erhöhte standardisierte Mortalitätsrate von 9 gefunden (Martin et al. 1985b).

Das Problem des „konkurrierenden Risikos" spielt gerade bei Alkoholkranken und der Bestimmung ihrer Suizidrate eine große Rolle, da sie eine deutlich erhöhte natürliche Sterblichkeit haben (Hugler 1989). Weitgehende Übereinstimmung besteht in bezug darauf, daß als unmittelbare Todesursachen Leberzirrhose, Krebserkrankungen der Speiseröhre, des weichen Gaumens und des Magens häufiger als in der Durchschnittsbevölkerung auftreten (Schmidt und De Lint 1972). Die Sterblichkeit infolge natürlicher Todesursachen wurde um das 2,4fache erhöht bestimmt (Barr et al. 1984), insgesamt wurde die Gesamtsterblichkeit der Alkoholkranken weit stärker durch Alkoholfolgekrankheiten als durch Selbstmord determiniert (Mackenzie et al. 1986).

Über den Anteil psychiatrisch relevanter Störsyndrome in der Genese tödlicher Unfälle – insbesondere Verkehrsunfälle – existiert eine umfangreiche Literatur, die sich jedoch vorwiegend auf Persönlichkeitsprofile und Verhaltensbereitschaften von Unfallverursachern und Unfallopfern bezieht, während nur wenige internationale Studien diese Zusammenhänge für psychiatrische Patienten analysieren (Tsuang et al. 1985).

Inhaltlich wurde ein Zusammenhang zwischen Unfalltod und Selbstmord bereits von Freud angenommen (Freud 1923), der beides auf den „Todestrieb" zurückführte und mit einer vollbewußten bzw. teilbewußten Selbstzerstörung gleichsetzte. Unterstützt wurde diese Annahme durch das Konzept der „accident proneness", das auf der Feststellung gründete, daß bestimmte Personen eine überdurchschnittlich hohe Unfallrate aufwiesen (Greenwood und Yule 1920). Die

exakte Bestimmung der Selbstmorde unter den tödlichen Unfällen und Verkehrsunfällen ist naturgemäß im Einzelfall äußerst schwierig; bei letzteren handelt es
sich zumeist um „Alleinunfälle" durch Auffahren auf ein feststehendes Hindernis.
„Über die Frage, welche Rolle dem suizidalen Geschehen bei Verkehrsunfällen
zukommt, gehen die Schätzungen weit auseinander ... Eigene Erfahrung geht
dahin, daß mindestens 1% der tödlichen Verkehrsunfälle in Suizidabsicht herbei-
geführt worden sind ... Es bestehen aber keine Zweifel, daß darüber hinaus ein
nicht unerhebliches Dunkelfeld besteht" (Händel 1982, S. 153). Andere Autoren
klassifizierten 1,6% aller tödlichen Unfälle bzw. 2,7% der tödlichen „Einautoun-
fälle" (Schmidt et al.1977) als wahrscheinliche Suizide. Als indirekter Hinweis für
diesen Zusammenhang wurde die Tatsache gewertet, daß nach breiter Publizistik
von spektakulären Suiziden auch die Zahl tödlicher Verkehrsunfälle anstieg
(Phillips 1977). Indirekt kann dazu die Bestimmung des Anteils psychiatrisch
Behandelter unter den tödlich Verunfallten Wichtiges aussagen. Das generelle
Verkehrsunfallrisiko ist für Alkoholkranke und Patienten mit einer „antisocial
personality" erhöht (Noyes 1985, Shaffer et al. 1974). Im Gegensatz zu zahlreichen
Arbeiten über die Bedeutung des Alkohols insgesamt für das Verkehrsunfallge-
schehen existieren jedoch nur wenige und widersprüchliche Aussagen zur diesbe-
züglichen Bedeutung der direkten Suchtkrankheit – die Angaben über den Anteil
Suchtkranker bei Verkehrsunfällen, bei deren Zustandekommen dem Alkohol eine
aktuelle Bedeutung zukommt, reichen von 4–87% (Vingilis 1983). Vergleichende
Untersuchungen zwischen in tödliche Verkehrsunfälle verwickelten Fahrern und
einer gleich großen Kontrollgruppe ergaben bei 36 von 96 die Diagnose eines
chronischen Alkoholismus (Selzer 1968). Männliche Alkoholiker hatten höhere
Unfallraten im Verhältnis zu einer Vergleichspopulation sowohl vor als auch nach
psychiatrischer Behandlung (Eelkema et al. 1970). Erst in jüngerer Zeit konnte ein
Zusammenhang zwischen der Unfallrate und der klinisch diagnostizierten Schwere
des Alkoholismus und insbesondere eine Korrelation zwischen einer „primär
antisozialen Persönlichkeitsstruktur" innerhalb der Suchtkrankengruppe und deren Unfallhäufigkeit nachgewiesen werden (Yates 1987). Die Wahrscheinlichkeit
für Alkoholiker, bei einem Verkehrsunfall zu sterben, entsprach 4 1/2mal der einer
alters- und geschlechtsentsprechenden Normalpopulation (Brenner 1967). Die
Literatur hinsichtlich der Verkehrsunfallgefährdung anderer psychisch, insbesondere psychotisch Kranker ist in ihren Aussagen widersprüchlich. In einem
landesweiten Vergleich der psychiatrischen Behandlungs- mit den Verkehrsunfall-
registern fanden Kastrup et al. (1977) eine Überrepräsentation psychiatrisch
Behandelter unter den Verkehrsunfallbeteiligten mit einem Gesamtanteil von
5,7% und einem größeren Anteil bei Alleinunfällen, es wurden verhältnismäßig
mehr ehemalige Patienten schwer verletzt, jedoch weniger getötet als in der
Vergleichspopulation. Andererseits wurde ihr Verkehrsunfallrisiko nicht höher als
das der Durchschnittsbevölkerung bewertet (Noyes 1985). Dies trifft insbesondere
für Schizophrene zu (Crancer und Quiring 1967). Andere Arbeiten fanden für
Psychotiker bei beiden Geschlechtern höhere Unfallraten vor, nicht jedoch nach
Hospitalisierung (Eelkema et al. 1970). Kaum Angaben gibt es zum Verkehrsun-
fallgeschehen bei psychiatrisch diagnostizierten Depressiven (Noyes 1985). Eine
retrospektive Bestimmung einer zum Zeitpunkt der Herbeiführung eines tödlichen

Verkehrsunfalles bestehenden „Depression" mit „tiefer Verzweiflung bei Hoff-
nungs- und Hilflosigkeit sowie Einsamkeit" bei 21% der für einen tödlichen
Verkehrsunfall verantwortlichen Fahrer kann aus methodischen Gründen nicht
akzeptiert werden (Selzer 1968). Auch zur Bestimmung des Unfalltodes innerhalb
des Sterbegeschehens der drei Diagnosegruppen bzw. ihrer Anteile am Unfalltod
stehen im Verhältnis zum Suizid deutlich weniger Daten zur Verfügung. Mackenzie et al. (1986) fanden bei 8jährigem Follow-up unter einer Ausgangspopulation
von 85 Alkoholkranken 25 Todesfälle, wovon zwar 2 auf Mord als Todesursache
zurückzuführen waren, jedoch kein einziger auf ein Unfallgeschehen. Black et al.
(1985a) fanden unter ihrer Ausgangspopulation signifikante Steigerungen der
unfallursachenspezifischen Mortalität sowohl bei Männern als auch bei Frauen
ausschließlich in der Diagnosegruppe „personality disorder" mit standardisierten
Mortalitätsraten von 3 bzw. 6. Weder die Schizophrenen noch Patienten mit
affektiven Störungen und überraschenderweise auch nicht die Suchtkranken
zeigten eine gegenüber der Durchschnittspopulation erhöhte Unfallsterblichkeit.
Ohne die Möglichkeit eines statistischen Nachweises wurde aus der Häufigkeit von
4 Unfalltoten unter 2070 psychiatrischen Ambulanzpatienten während eines
36monatigen Follow-up auf eine „höhere Häufigkeit unter ihnen als in der
Bezugspopulation" geschlossen (Koranyi 1977). Eine signifikant gesteigerte Unfallmortalität für Frauen und Männer wurde in einer Gruppe von 1206 psychiatrisch wegen ausgeprägt depressiver Bilder Behandelten während eines bis zu
25jährigen Follow-up beobachtet (Berglund und Nilson 1987a). Ohne exakte
Differenzierung trugen in der mehrfach zitierten kanadischen Studie zur Exzeßmortalität infolge „unnatural causes", die sich in allen drei ausführlich betrachteten Diagnosegruppen nachweisen ließ, zwar 26 Suizide, immerhin aber auch 11
Unfalltote bei (Eastwood et al. 1982). Bei 112 wegen Unfallverletzungen in eine
chirurgische Abteilung Eingewiesenen und unmittelbar dort psychopathologisch
Untersuchten konnten Hinweise auf einen Alkoholmißbrauch bzw. eine Alkohol-
abhängigkeit bei 14 gefunden werden, die Diagnose einer schizophrenen Psychose
konnte bei keinem, die einer affektiven Störung bei einem Patienten gestellt
werden (Malt et al. 1987).

Zum gesamten Problemkreis der nichtnatürlichen und natürlichen Mortalität
psychiatrischer Patienten liegen für die Bevölkerung in der ehemaligen DDR nur
spärliche und methodisch fragwürdige Untersuchungsergebnisse vor. Lengwinat
(1959) schätzte den Anteil der „durch Alkoholmißbrauch" mitbedingten oder
bedingten Suizide auf rund 8% bei Männern und 5% bei Frauen. Von Keyserlingk
(1981) bestimmte den Anteil der Selbstmorde unter den von ihm voruntersuchten
Suchtkranken innerhalb eines Nachverfolgungszeitraumes von 5 Jahren mit 5,8%.
Bahrke (1986) beschäftigte sich mit dem gemeinsamen Auftreten von Suizidhandlung und Alkoholsucht aus theoretischer Sicht und versuchte Aussagen über eine
Befragung von 30 Alkoholkranken mit einem Suizidversuch zu gewinnen. Aufmerksamkeit verdient die Dissertation von Arndt (1981) über die Problematik des
postklinischen Selbstmordes ehemaliger Patienten nach der Entlassung aus dem
Bezirkskrankenhaus Mühlhausen. Unter den 588 Selbstmorden im Zehnjahreszeitraum in drei Kreisen befanden sich mit 121 rund 20,6% ehemalige klinisch
Behandelte, von diesen waren 61% Männer und 39% Frauen. Diagnostisch

überwogen diejenigen mit endogenen Psychosen und chronischem Alkoholismus; sie stellten in der Reihenfolge 31,1% (manisch-depressiv Erkrankte), 7,7% (Schizophrene) und 14% (Alkoholkranke). Methodisch problematisch ist die Tatsache, daß nicht Entlassungskohorten systematisch verfolgt wurden, keine Bezugnahme auf die Behandlungsinzidenz der Diagnosegruppen erfolgte und keine differenzierte Aussage zum Zusammenhang zwischen ambulantem Behandlungsende und Selbstmord getroffen wurde. Es wurde ferner zwar der Zeitraum zwischen der letzten Entlassung und dem Suizid bestimmt, nicht jedoch der zwischen dem Erkrankungsbeginn und dem Suizid. Auf zwingende Erfordernisse der Nachbetreuung weist die Tatsache hin, daß sich von den erfaßten Suiziden ehemaliger psychiatrischer Patienten 17 innerhalb des ersten Monats, kumulativ 29 bis einschließlich zweiten, 34 bis einschließlich dritten und 57 und damit mehr als die Hälfte innerhalb des ersten Jahres nach der Entlassung ereigneten. Diese Angaben stimmen annähernd mit den internationalen Untersuchungsergebnissen überein.

Der Nachweis eines signifikant erhöhten Mortalitätsrisikos einzelner Diagnosegruppen führt zwangsläufig zur Frage, welche Persönlichkeitsvariablen den potentiellen Suizidenten innerhalb dieser Diagnosegruppe von dem Nichtgefährdeten unterscheiden, ob und welche Wirkung der Arzt-Patient-Situation in diesem Zusammenhang zukommt und welche suizidpräventiven Therapiestrategien zur Verfügung stehen.

Um die Identifizierung von Prädiktorvariablen innerhalb der Diagnosegruppen haben sich zahlreiche Studien bemüht. „Retrospective studies of cases of completed suicide have provided the core of clinical correlates of suicide that has been the basis of clinical teachings concerning the patient at risk for suicide" (Fawcett et al. 1987). Es wurden zahlreiche psychosoziale Gruppenunterschiede zwischen schizophrenen, depressiven und alkoholkranken innerklinischen Suizidenten beschrieben (Modestin 1986). Generell wurde bei Suizidenten der psychiatrischen Krankheitsgruppen zugleich eine Häufung von sozialen Risikofaktoren konstatiert, sie waren häufiger arbeitslos, alleinlebend, unverheiratet, hatten früh ihre Eltern verloren, bereits vorher Selbstmordversuche verübt und mehr Suizide in der Familienanamnese als Kontrollpersonen (Roy 1982a, Hoffmann und Modestin 1987, Armbruster 1986, Berglund et al. 1987c). Innerhalb der depressiven Gruppe suizidierten sich häufiger Männer und Patienten mit einer Broken-home-Situation, der spätere Suizid korrelierte mit Suizidgedanken während der Indexeinweisung und der Zahl der psychiatrischen Hospitalisationen (Modestin und Kopp 1988) und mit der Zahl der Suizide in der Familiengeschichte (Sainsbury 1986). Nach anderen Autoren unterschieden sich Depressive mit Selbstmordversuchen von denjenigen ohne Selbstmordversuche nicht in den Persönlichkeitsfaktoren und Merkmalen sozialer Angepaßtheit, sondern nur durch die Häufigkeit von Alkoholismus und Selbstmordversuchen bei Verwandten ersten Grades und einer Broken-home-Situation im Elternhaus (Bronisch und Hecht 1987). Prospektiv wurde demgegenüber festgestellt, daß das psychopathologische Bild während der Indexepisode signifikant mit späterem Selbstmord unter endogen depressiv Erkrankten korrelierte, insbesondere betraf das das Ausmaß der im akuten Krankheitsstadium nachweisbaren depressiven Hoffnungslosigkeit, des depressiven Wahndenkens und der depressiven Agitiertheit (Fawcett et al. 1987). Depressive mit Schuldwahn und Strafbedürfnis in der Akutphase gaben auch signifikant häufiger Selbstmordversuche in der Vorgeschichte an (Miller und Chabrier 1988).

Die biologische Prädiktorforschung wies auf eine Korrelation zwischen niedriger 5-Hydroxyindolessigsäurekonzentration im Liquor und suizidalem Verhalten sowohl bei endogen Depressiven als auch schizophrenen Psychosen hin (Bräunig 1987). Untersuchungen des hormonellen Systems haben bislang nicht zu vergleichbar konsistenten Aussagen geführt (van Praag 1986).

Die Vorhersage suizidalen Verhaltens bei Schizophrenen ist noch schwieriger. Gefährdet sollen insbesondere jüngere Patienten mit prämorbid erfolgreicher Sozialkarriere sein (Drake et al. 1985, Retterstol 1987). Männliche Schizophrene sind signifikant gefährdeter als weibliche (Noreik 1975) und suizidieren sich in jüngerem Alter und nach kürzerem Krankheitsverlauf (Roy 1982a, 1982b). Die Prognosebeurteilung mittels traditioneller – allgemeinpopulationsbezogenen – Suizidschätzskalen versagt hier. Das Risiko ist am größten – wie auch bei Depressiven – kurz nach Entlassung aus der stationären Betreuung und bei klinischen Rückfällen, aber auch beim Auftreten depressiver Episoden im Krankheitsverlauf (Drake et al. 1985).

Bei Alkoholkranken ist demgegenüber in wesentlich stärkerem Maße der Selbstmord an einen vorangegangenen Objektverlust – zumeist im Partnerbereich – gekoppelt (Modestin 1988a), der sich bei 36% der Suchtkranken im Jahr vor dem Suizid nachweisen ließ (Berglund et al. 1987b), aber nur bei 15% der Depressiven (Murphy et al. 1979).

Unveränderte Gültigkeit besitzt die von Pokorny im Ergebnis einer nach Umfang und angewandter Methodik beispielhaften Studie formulierte Aussage, „... that we do not possess any item of information or any combination of items that permit us to identify to a useful degree the particular persons who will commit suicide, in spite of the fact that we do have scores of items available, each of which is significantly related to suicide..." (Pokorny 1983, S. 257). Prospektiv wurden 4800 Patienten während des klinischen Aufenthaltes mit einer Vielzahl standardisierter Untersuchungsinstrumente und Fragebögen hinsichtlich ihrer Psychopathologie, sozialer und biologischer Basisvariablen differenziert erfaßt und dann ihr Schicksal über 4–6 Jahre nachverfolgt. Unter den 281 prospektiv gewonnenen Items oder Faktorenscores korrelierten 78 signifikant mit späterem autodestruktiven Verhalten. Eine valide und zuverlässige individuelle Vorhersage späteren suizidalen Verhaltens gelang jedoch auch unter Einbeziehung aller Daten und differenzierter Auswertungsprogramme nicht. Der entscheidende erste Schritt der Primärprävention des Suizids bei psychiatrischen Patienten bleibt damit in der unmittelbaren Arzt-Patient-Situation dem Kliniker auf der Basis von Wissenschaft, Erfahrung und Intuition zu bewältigen, wobei die erste Voraussetzung die Identifikation der potentiellen Selbstmörder ist (Ciompi 1979). Mit diesem Problem des Suizids nach Entlassung aus stationärer psychiatrischer Behandlung befassen sich im Verhältnis zum innerklinischen nur wenige Arbeiten (Reimer 1986). Am ausführlichsten haben sich Finzen et al. (1983a, 1983b, 1983c, 1984, 1988) mit dieser Problematik und dem Bedingungsgefüge aus klinischer Sicht befaßt. Im Ergebnis umfangreicher retrospektiver einzelfallorientierter Analysen unter Einbeziehung der angewandten Therapiestrategien kamen sie zu dem Ergebnis, daß sich bei Suiziden in über

einjährigem Abstand nach letzter Krankenhausbehandlung keine sicheren Anhalts-
punkte zur Vermeidbarkeit des Selbstmordes finden ließen, in einigen Fällen lag
jedoch der Verdacht auf Therapeutenfehler nahe. Sie bezogen sich sowohl auf
diagnostische und psychopathologische Fehleinschätzungen als auch auf eine
gemessen an der Psychopathologie inadäquate Therapiewahl. Methodisch exakte
Studien zu dieser Problematik finden sich in der Literatur kaum, was neben
methodischen Schwierigkeiten möglicherweise auf die „Tabuisierung von Thera-
peutenfehlern" (Finzen 1988) zurückzuführen ist. Für eine teilweise beobachtete
Zunahme von Selbstmorden psychiatrischer Patienten während der Betreuung
wurden sowohl ein abnehmendes Interesse an psychopathologischen Fragestellungen bei gleichzeitiger sozialpsychiatrischer Konzentration auf die Lebenssituation
des Patienten (Perris et al. 1980) als auch eine Unterdosierung von Antidepressiva
verantwortlich gemacht (Beskow 1979). Gleichermaßen selten wurden die Beziehungen zwischen der klinischen Therapieform während der stationären Behandlung
und der postklinischen Mortalität untersucht. Gegenübergestellt wurde die Behandlung mit der Elektroheilkrampftherapie bei Depressiven der mit „inadäquaten
Antidepressivadosen". Es fand sich eine signifikant geringere allgemeine poststationäre Mortalität bei den Elektroheilkrampfbehandelten, und zwar bei der gesamten
nichtsuizidalen Mortalität, insbesondere bei der Sterblichkeit infolge Herzinfarkt
bei älteren Männern (Avery und Winokur 1976). Selbstmordversuche in einem
halbjährigen poststationären Intervall fanden sich bei der Elektrokrampfbehandel-
tengruppe gleichfalls signifikant seltener als bei den medikamentös antidepressiv
Behandelten (Avery und Winokur 1978). Über die Effekte der medikamentösen
Langzeitbehandlung bei Depressiven und Schizophrenen liegen, im Gegensatz zur
relativ ausführlichen Dokumentation hinsichtlich der Auswirkungen auf die Rückfallhäufigkeit, für die Mortalität kaum differenzierte Studien vor. Die Selbstmordraten von Depressiven sollen sich bis heute – also trotz weltweiter Einführung
und großzügiger Handhabung der antidepressiven Therapie – nicht sichtbar
verändert haben oder sogar gestiegen sein (Angst 1987b). Martin und Cloninger
(1985b) vermuteten demgegenüber eine Mortalitätsreduktion und Selbstmordverhütung durch eine intensive Antidepressivabehandlung. Nur einzelne Studien
(Schou und Weeke 1988) haben die zentrale Frage der Verhütbarkeit des Selbstmordes und im weiteren Sinne die Möglichkeit der Mortalitätsreduktion durch
therapeutische Interventionen systematisch untersucht.

3 Untersuchungsdesign und Methodik

Bei epidemiologischen Untersuchungen besteht ein unmittelbarer Zusammenhang zwischen dem Untersuchungsdesign und der Qualität der Untersuchungsergebnisse: „The specificity required to define risks associated with particular disorders ... necessitates rigorous attention to methodology" (Martin 1985, S. 317). Insbesondere gilt es im Bereich der Psychiatrie als „... cardinal principle of epidemiology that investigations are only as good as the technics used in case-identification" (Mechanic 1970, S. 4). Diese Bedingtheit erfordert die umfassende und parallele Darstellung von Datenerhebungsmodalitäten – insbesondere bei der Verwendung von Sekundärdatenquellen (Schach 1981) – sowie der Auswertungsstrategien zur Einschätzung der aus den Untersuchungen resultierenden Ergebnisse und Aussagen.

Die Gewinnung prognose- und präventionsrelevanter Aussagen zur Mortalität psychiatrischer Risikopopulationen setzt methodisch ein empirisches Basiswissen zur Relevanz dieser Todesursachen in der Referenzpopulation voraus. In einem ersten deskriptiv-epidemiologischen Schritt wurden deshalb die Selbstmorde und nichtnatürlichen Tode im Zehnjahreszeitraum vom 1. 1. 1977–31. 12. 1986 im Einzugsbereich der Landesnervenklinik Haldensleben erfaßt. Diesen Einzugsbereich, für dessen klinisch-psychiatrisch behandlungsbedürftige Bürger die Landesnervenklinik Haldensleben eine Aufnahmeverpflichtung hat, bilden die acht südlichen Kreise des früheren Bezirkes Magdeburg in Sachsen-Anhalt: Halberstadt, Haldensleben, Oschersleben, Wanzleben, Staßfurt, Schönebeck, Wernigerode und Zerbst. Es handelt sich um eine mittelstädtisch-ländliche Bevölkerung, deren mittlere Einwohnerzahl von 1977 bis 1986 kontinuierlich von 559000 auf 532000 abnahm. Die beiden untersuchten Kategorien wurden gemäß den Akten der Bezirksstaatsanwaltschaft Magdeburg erfaßt. Die Entscheidung zur Einordnung in die Kategorien Unfall-, Verkehrsunfall- oder Suizidtod erfolgte in strikter Anlehnung an die auf den Ermittlungsergebnissen der Polizei basierende Entscheidung. „Unfalltod" umgreift dabei operational ausschließlich den „nichtfremdverschuldeten Unfalltod" und analog „Verkehrsunfalltod" den „nichtfremdverschuldeten Verkehrsunfalltod", die beide für psychiatrische Patienten von besonderer Bedeutung sind. Die geringe Zahl nichtnatürlicher Todesfälle infolge schuldhafter Fremdverursachung – Mord, schuldhaft verursachter Arbeitsunfalltod und schuldhaft verursachter Verkehrsunfalltod – wird somit nicht berücksichtigt. Da nicht alle nichtnatürlichen Todesfälle sofort zweifelsfrei zuordenbar sind, diese kategoriale Klassifikation vielmehr oft den Abschluß der kriminalpolizeilichen Ermittlungen voraussetzt, zugleich aber aus administrativen Gründen die Verfügbarkeit der

Akten über 3 Jahre in den Kreisen festgelegt ist, war die hohe Güte der Klassifikation nur auf Kosten ihrer Aktualität zu erreichen.

Die behördliche Erfassung orientiert sich am Ereignisort, demzufolge beinhaltet das Rechercheergebnis nicht diejenigen Angehörigen der Referenzpopulation – und damit auch nicht die ehemaligen psychiatrischen Patienten –, die außerhalb des beschriebenen Untersuchungsareals zu Tode kamen. Diesem Mangel wäre prinzipiell nur durch eine landesweite Recherche abzuhelfen gewesen. Das Ausmaß der dadurch verursachten Unterschätzung des nichtnatürlichen Todesrisikos für die Wohnbevölkerung ist jedoch aus der Zahl und Größenordnung derjenigen kalkulierbar, die sich mit einzugsfremdem Hauptwohnsitz innerhalb der Einzugsbereiche suizidierten bzw. verunfallten.

Ermittelt wurden Namen, Vornamen, Personenkennzahl bzw. Geburtsdatum – vor Einführung der Personenkennzahl –, Geschlecht, Wohnort, Todesart und Ereigniskreis. Auf der Grundlage dieser Daten und der Angaben zur mittleren Wohnbevölkerung der acht Kreise per 30. 6. jeden Jahres, die durch das vormalige „Institut für Planung und Organisation des Gesundheitswesens" des Bezirkes Magdeburg zur Verfügung gestellt wurden, wurde zunächst die todesursachenspezifische Mortalität für Suizid als rohe Sterbeziffer jahrweise geschlechtsbezogen berechnet. Die Wertung des Zeittrends über das Jahrzehnt erfolgte durch direkte Standardisierung (Winter 1977) auf die Bevölkerung des Jahres 1977 und Regressionsberechnungen. Die gemäß internationalen Standards jahrweise für Männer und Frauen in 5-Jahres-Altersgruppen auf eine Bezugsbevölkerung von 100 000 berechneten Suizidziffern erlauben eine differenzierte Einschätzung des Zeittrends und der Geschlechtsdifferenzen. Über die Bestimmung des durchschnittlichen kumulativen Risikos wurde die einzige epidemiologische Kennziffernfolge ermittelt, die das individuelle Lebenszeitrisiko beschreibt (Morgenstern et al. 1980, Schmidtke und Häfner 1984): Unter der Voraussetzung, daß ein Individuum bis zum Zeitpunkt t nicht an einer anderen Ursache verstorben ist und unter mathematischer Berücksichtigung derjenigen, die sich bereits suizidiert haben, berechnet es sich aus den Suiziddichten der einzelnen 5-Jahres-Altersgruppen nach der Formel

$$R(t) = 1 - \exp(-S\ ASR * dt)$$

mit R (t), individuelles Suizidrisiko im Zeitraum t; exp, Basis der natürlichen Zahl e = 2,71 mit dem dazugehörigen Exponenten in Klammern; S, Summenzeichen für die altersspezifischen Suizidraten; ASR, Werte der altersklassen- und geschlechtsspezifischen Suizidraten; und dt, Weite der Altersgruppe in Jahren.

Auf der Grundlage der Suizidziffern wurde zur orientierenden sozialmedizinischen Wertung eine Schätzung der landesweiten Suizidmortalität für das Jahr 1986 vorgenommen. Einmal dienten die direkt für das Jahr 1986 ermittelten, alternativ die Zehnjahresmittelwerte jeder Altersgruppe als Berechnungsgrundlage. Die Bedeutung der beiden nichtnatürlichen Todesursachen im Sterbegeschehen der Referenzpopulation wurde weiter analysiert durch den Vergleich mit den häufigsten Todesursachen für das Bezugsjahr 1986. Dies erfolgte zunächst unter Bezugnahme auf die an den jeweiligen Todesursachen Gesamtverstorbenen und sodann vertieft mittels des todesursachenspezifischen Verlustes an potentiellen Lebensjahren (Potential Years Life Lost, PYLL).

Der Notwendigkeit einer solchen Einschätzung liegt die Erkenntnis zugrunde, daß der bloß numerische Vergleich der an den einzelnen Todesursachen Verstorbenen keine adäquate Wertung ermöglicht, da er das jeweilige todesursachenbezogene Sterbealter nicht berücksichtigt (Radoschewski 1983). Aus der Kenntnis der todesursachenspezifischen Sterbeziffern der realen Bevölkerung, die als Schätzwerte der todesursachenspezifischen Sterbeziffern der Sterbetafel der Bevölkerung angesehen werden, ist es bei Vorhandensein einer normalen Sterbetafel für den Berechnungszeitraum – benutzt wurde die Sterbetafel 1980–1985 des Bezirkes Magdeburg, die Grenze der letzten Klasse mit 100 Jahren festgelegt – möglich, die an den einzelnen Todesursachen Gestorbenen direkt nach der Formel

$$_id_x = {}_iD_x : B_x * L_x \text{ zu berechnen}$$

mit $_id_x$, an der Ursache x in der Sterbetafel Verstorbene; $_iD_x$, real im Zeitraum an der Ursache x Verstorbene; B_x, mittlere reale Bevölkerung der Altersgruppe im Bezugszeitraum; L_x, Sterbetafelbevölkerung der Altersklasse.

Daraus wird das durchschnittliche Sterbealter innerhalb der einzelnen Todesursachengruppen ermittelt und der Verlust an potentiellen Lebensjahren infolge einer bestimmten Ursache abgeschätzt und mit dem Einfluß anderer Todesursachen auf das Sterbegeschehen einer standardisierten Bevölkerung verglichen (Alderson 1988, Radoschewski 1983, Radoschewski und Schulz 1983, Romeder und McWhinnie 1977).

Analytische Epidemiologie, die die Bedeutung neuropsychiatrisch relevanter Erkrankungen, gemessen als klinisch-neuropsychiatrisch Vorbehandelte, für den Suizid in der Referenzpopulation bestimmen will, beruht auf der Identifikation dieser Vorbehandelten unter den Suizidenten. Voraussetzung dafür ist eine Datenzusammenführung i. S. eines „record linkage" (Mombour 1975, Woogh 1987). Dazu wurden die Personendaten der ermittelten 1941 Suizidenten und 667 Unfall- und 208 Verkehrsunfallopfer mit den bis zum Jahre 1932 lückenlos zurückreichenden Registerdaten der Landesnervenklinik Haldensleben – mit 1500–2000 Aufnahmefällen/Jahr – verglichen. Dadurch war im externen Vergleich der altersgruppen-, geschlechts- und diagnosespezifische Anteil am Gesamtsuizid- und Unfalltodgeschehen bestimmbar und im internen Vergleich eine orientierende Einschätzung der Gefährdung der einzelnen Diagnosegruppen.

Die diagnostische Klassifikation ist bekanntlich von wesentlicher Bedeutung für die Gesamtaussage: „While the objective of epidemiologic activity is the study of disease occurrence, epidemiologic studies are actually based on the occurrence of diagnoses. Lack of agreement between occurrence of diagnoses and diseases is always a potential source of error in epidemiologic research" (Ahlbohm und Norrell 1984, S. 21). Prinzipiell werden die „... unter einigermaßen standardisierten Voraussetzungen ... etwa in Krankenhausstatistiken ..." gewonnenen Diagnosen als den epidemiologisch-psychiatrischen Ansprüchen genügend angesehen (Häfner 1978, S. 35). Grundlage dieser Zuordnung bildete hier die Entlassungsdiagnose des Klinikers entsprechend der internationalen Klassifikation der Krankheiten in der IX. Revision, für die Jahre 1977 und 1978 war die Klassifikation noch gemäß der

VIII. Revision der IKK erfolgt, die Angleichung im Bereich der psychischen Erkrankungen jedoch problemarm möglich. Nur Erstdiagnosen wurden berücksichtigt. Für den Zeitraum von 1977–1986 wurde dann die stationäre Behandlungsmorbidität der Gesamtklinik in einem ersten Schritt geschlechts-, diagnose- und fallbezogen analysiert, wobei als Kriterium der Einbeziehung der Hauptwohnsitz im Untersuchungsareal galt. Auf dieser Basis ist eine erste orientierende Einschätzung des krankheitsimmanenten ursachenspezifischen Mortalitätsrisikos möglich und eine Zeitverlaufsanalyse unter Bezugnahme auf den poststationären Zeitraum. Eine epidemiologisch exakte Analyse für die so ermittelten drei Hauptrisikogruppen „depressive Syndrome", „paranoide Syndrome" und „Alkoholkranke" kann jedoch nur auf der Grundlage personenbezogener Daten erstellt werden. Die Aussage beider Einschätzungen hängt dabei naturgemäß sowohl von der suizidalen Gefährdung der einzelnen Diagnosegruppen als auch von der Vollständigkeit der stationären Behandlung der Erkrankten der Referenzpopulation ausschließlich in der Landesnervenklinik Haldensleben ab. Es „... muß ... jeder Untersuchung, die zu epidemiologischen Aussagen anhand von retrospektiv aufgearbeiteten Patientenkollektiven gelangen will, eine Analyse der Inanspruchnahme und eine Funktionsbestimmung der Institution vorangehen ..." (Prinz 1979). Entsprechend wurde über das Institut für Planung und Organisation des Gesundheitswesens Magdeburg eine Recherche zur außerbezirklichen Behandlung der in den genannten acht Kreisen Ansässigen über den recherchierbaren Zeitraum des Untersuchungsintervalles und der Hauptrisikogruppen für das Jahr 1986 veranlaßt. Die innerbezirkliche Behandlung der im Referenzraum Beheimateten im gesamten Zehnjahreszeitraum in der Nervenklinik der Medizinischen Akademie Magdeburg wurde ebenso wie die für das Jahr 1986 in der Basisklinik Blankenburg überprüft. Klinikintern wurde die Verteilung der Suizide im Verhältnis zur letztmaligen stationären Behandlung ermittelt und alle in den Hauptrisikogruppen „paranoide Syndrome" und „depressive Syndrome" Erstbehandelten sowie in der Diagnosegruppe „Alkoholkranke" in drei willkürlich ausgewählten Kreisen Erstbehandelte mit Personendaten erfaßt. Dabei erfolgte eine Reklassifikation mit Zuordnung der IKK-Diagnosenummern 295, 297, 298.2 und 298.9 zum „paranoiden Syndrom" i. S. eines „weiten Schizophreniekonzepts" in Analogie zu Cooper et al. (1987), der IKK-Nummern 296 und 298.0 zum „depressiven Syndrom" und 303 und 291.0 zur Gruppe der Alkoholkranken. Über die Meldestellen der Polizei wurde das Lebensschicksal dieser vom 1. 1. 1977–31. 12. 1986 erstbehandelten Patienten überprüft und vollständige Follow-up-Daten ermittelt. Damit war eine Zuordnung per Stichtag 1. 1. 1987 zu den Schicksalskategorien „lebend", „verzogen" (mit Datenangabe), „verstorben" (mit Datenangabe) möglich, entsprechend dem Design einer retrospektiven (Behandlungs-)Kohortenstudie (Cooper 1979). Anhand der eigenen Unterlagen konnte dann eine Trennung der Todesfälle in die Kategorien „Suizid", „Unfall" (streng definiert als „nichtfremdverschuldeter Unfalltod") und „natürlicher Tod" (streng definiert als „Nichtsuizid- und Nichtunfalltod") erfolgen. Alle Aussagen zum krankheitsimmanenten todesursachenspezifischen Sterberisiko beziehen sich dementsprechend auf diesen Nachverfolgungszeitraum von maximal 10 Jahren nach Erstentlassung; gemäß Festlegung entspricht dieses Datum dem der „Ersterkrankung". Auf dieser Basis wurde das Gesamtsterberisiko der drei Diagnosegruppen für den Zeitraum nach der Entlassung im Vergleich zur Durchschnittsbevölkerung als standardisiertes Mortalitätsrisiko (SMR) als Verhältnis von beobachteten (observed) Todesfällen einer exponierten (hier: Diagnose-) Gruppe zu den erwarteten (expected) berechnet (Ahlbohm und Norrell 1984, Lange 1981, Pflanz 1973). Letztere wurden hinsichtlich der Gesamttodesfälle aus der aktuellen Sterbetafel des Bezirkes Magdeburg gemäß den dort ausgewiesenen alters- und geschlechtsspezifischen Sterbewahrscheinlichkeiten berechnet (Hill 1972). Von jedem Patienten der drei Diagnosegruppen wurde dabei die (in Monaten) verlebte Zeit in jedem Altersjahr mit seinem altersjahrspezifischen anteiligen geschlechtsbedingten Sterberisiko für jedes Nachverfolgungsjahr multipliziert und die Produkte für jeden Jahresring über die Geschlechter summiert. Beispielhaft trägt ein 37 Jahre und 6 Monate alter Depressiver mit 2jährigem Follow-up zum „Erwartungswert" des Sterberisikos des ersten poststationären bzw. ersten Jahres nach Erkrankung gemäß der Summe der jeweils halben Sterbewahrscheinlichkeit eines 37- und eines 38jährigen Mannes bei. Zum „Erwartungswert" des zweiten Posterkrankungsjahres trägt er gemäß der Summe jeweils der halben Sterbewahrscheinlichkeiten eines 38- und 39jährigen bei. Zum Wert der folgenden Jahre kann er (natürlich) keinen Beitrag mehr leisten. Die Differenz zwischen Beobachtungs- und Erwartungswert wurde unter der Annahme einer POISSON-Verteilung auf Signifikanz geprüft (Ahlbohm und Norrell 1984). Analog wurde dann das relative Suizidsterberisiko für diesen Zeitraum geschätzt; da keine Sterbetafelwerte dafür zur Verfügung standen, erfolgte die Berechnung auf der Grundlage der für die Referenzpopulation nach Subtraktion des Anteiles der psychiatrisch Vorbehandelten als Zehnjahresdurchschnittsrisiko ermittelten Werte für die Fünfjahresaltersgruppen.

Die quantitative Analyse des Sterbens im Follow-up-Zeitraum mit dem Ziel einer Prognosestellung als einer Wahrscheinlichkeitsaussage erfolgte computergestützt mit dem Programm der Überlebensdaueranalyse: Das Überleben einer Population läßt sich durch die Todesdichtefunktion f(t) (death density function), die die kumulative Wahrscheinlichkeit beschreibt, daß ein Individuum innerhalb des Zeitintervalls t verstirbt, gleichermaßen durch die Überlebensfunktion S(t) (survivorship function), die die kumulative Wahrscheinlichkeit beschreibt, daß ein Individuum die Zeit t überlebt, und schließlich durch die Ausfallfunktion h(t) (hazard function, force of mortality), die die Wahrscheinlichkeit estimiert, daß ein Individuum im Zeitintervall t verstirbt, beschreiben. Dabei gelten die Zusammenhänge:

$$h(t) = f(t){:}S(t); \quad f(t) = -S(t); \quad S(t) = \exp\left(-\int_0^t h(a)\, d(a)\right)$$

(Manton und Stallard 1984).

Computergestützt erfolgte die Berechnung der Überlebensfunktionen nach Kaplan und Meier (1958) entsprechend den Todesursachen und den Risikogruppen nach der stationären Erstbehandlung, die Überlebenswahrscheinlichkeiten werden dabei mit maximalem Informationsgehalt (Thompson 1987) in der Zeitkontinuität mit den Vertrauensgrenzen der Aussage ausgewiesen. Daran anschließend wurde der Einfluß von Patientencharakteristika und Betreuungsparametern auf die poststationäre Sterblichkeit der Psychosegruppen mittels des Proportional-hazard-Modells nach Cox (1972, 1984) bestimmt. Dabei wird der Zusammenhang zwischen

22

der „force of mortality" bzw. der „Ausfallrate" h für ein Individuum zum Zeitpunkt t von den Kovariaten Z untersucht. Das Proportional-hazard-Modell geht davon aus, daß dieser Hazard h (t;Z) bestimmt werden kann als

$$h(t;(Z_1, \ldots ,Z_p)) = \exp \left(\sum_{j=1}^{p} \beta_j \, Z_j \right) h^0 \, (t)$$

(Cox 1972, 1984; Woolson et al. 1980).

Dabei bezeichnet $h^0(t)$ eine aus dem Sterbegeschehen der Gruppe resultierende „force of mortality", auf die die Kovariaten Z einen Einfluß ausüben. Die Regressionskoeffizienten ß sind unbekannt und werden im Rahmen der Analyse geschätzt, wobei im Rahmen des Computerprogramms die maximal zehnfache iterative Lösung eines Systems nichtlinearer mathematischer Gleichungen und die Bestimmung der Koeffizienten über die Maximum-likelihood-Methode nach Breslow (1974) erfolgte. Nach Schätzung des Einflusses der Koeffizienten auf das Sterbeverhalten der untersuchten Population besteht die Möglichkeit der individualprognostischen Modellierung des Überlebens eines Patienten mit distinkten Kovariatenwerten; damit wird das Ziel einer wesentlichen Verbesserung und Präzisierung klinisch-empirischer Prädiktion (Wasson et al. 1985) erreicht. Der entscheidende Vorteil gegenüber traditionellen statistischen Verfahren besteht in der Möglichkeit, gleichzeitig den Einfluß mehrerer Kovariablen – bzw. Patientencharakteristika – auf das Überleben einer Patientenpopulation messen zu können und dabei die gesamte verfügbare Datenmenge zu nutzen (Allgulander und Fisher 1986, Woolson et al. 1980, Cox 1972, 1984; Poikilainen 1983, Kraemer et al. 1987). Unter Berücksichtigung sowohl der Ansprüche an die Objektivität und Validität der retrospektiven Sekundärdatenerfassung – retrospektiv sind nur fundamentale Daten hinreichend zuverlässig zu erfassen (Cooper 1979) – als auch der potentiellen prognostischen Relevanz wurden folgende Variablen ausgewählt:

1. Alter bei Entlassung (= Erkrankungsalter),
2. Geschlecht,
3. Diagnose,
4. Dauer der Indexepisode (in Monaten, als summativer Ausdruck der initialen Erkrankungsschwere),
5. Rezidivhäufigkeit (als stationäre Wiederbehandlungsbedürftigkeit Ausdruck der Langzeitverlaufsgestalt der Erkrankung),
6. Nervenarztkonsultationshäufigkeit in den ersten 18 poststationären Monaten und
7. medikamentöse Behandlung in den ersten 18 poststationären Monaten.

Die Ratings erfolgten „blind" – ohne Kenntnis des Beobachtungsschicksals der gerateten Patienten – und wurden aus organisatorischen Gründen in 6 der 8 Kreise durchgeführt. Die Zahl der Nervenarztkonsultationen war zuverlässig zu ermitteln und ging als Zahl direkt in die Analyse ein. Ambulant kann eine wöchentliche Konsultation als Ausdruck engmaschiger Betreuung gewertet werden; entsprechend wurde ein in den ersten 18 poststationären Monaten erneut erforderlicher Aufenthalt mit 1 Konsultation/10 Tage Aufenthalt verrechnet. Die medikamentöse

Therapie mit unterschiedlichen Psychopharmaka bei erheblicher Verordnungsdynamik ist schwerer zu quantifizieren; es wurde dabei von der Prämisse ausgegangen, daß Antidepressiva bei den depressiven Syndromen und Neuroleptika bei den paranoiden Syndromen jeweils eine partiell-kausale Wirkung ausüben, die nur ihnen zu eigen ist. Zusätzliche Verordnungen von Tranquilizern wurden nicht berücksichtigt. Das gegenwärtige Wissen um die therapeutische Effizienz und die Wirkmechanismen der Neuroleptika basiert auf folgenden Grunderkenntnissen, die auch der Quantifizierung zugrundegelegt wurden:

1. Neuroleptika entfalten ihre antipsychotische Wirkung über die Dopamin(D_2)-Rezeptoren im ZNS (Baumann 1987).
2. Es bestehen Unterschiede im Wirkprofil zwischen den Neuroleptika und ihrer Wirksamkeit im Einzelfall, definitive Unterschiede ihrer antipsychotischen Effizienz für die schizophrene Gesamtgruppe bzw. distinkte Untergruppen haben sich demgegenüber nicht nachweisen lassen (Kane 1987).
3. Zwischen ihrer Fähigkeit, in Rezeptorbindungsstudien radioaktiv markierte Dopaminagonisten von den D_2-Rezeptoren zu verdrängen, und ihrer in klinischen Studien ermittelten neuroleptischen Potenz besteht eine signifikant positive Korrelation (Wolf 1987, Seeman 1976, Carlsson 1978, Creese 1987, Berner und Schönbeck 1987, Cott und Kurtz 1987).
4. Damit besteht die Möglichkeit der Abschätzung von Äquivalenzdosen (Berner und Schönbeck 1987).
5. Selbst zur Höhe der optimalen Akutdosierung kann keine allgemeinverbindliche Aussage getroffen werden (Kane 1987), verbindliche Richtlinien für die Höhe einer Langzeitdosierung fehlen ganz.

Zusammenfassend berechtigt dies dazu, den Einfluß verschiedener Neuroleptika und ihrer Applikationsdauer (in Monaten) unter Annahme einer diesbezüglichen Gleichwertigkeit auf ihren suizidprophylaktischen Effekt hin zu untersuchen. Dabei wurde

a) der Einfluß der Kovariable „intramuskulär appliziertes Neuroleptikum" auf die Suizidsterblichkeit im Verhältnis zu oral oder nicht verabreichtem gemessen,
b) der Einfluß der Kovariable „Äquivalent von mindestens 8 mg Haloperidol/Tag" auf die Suizidsterblichkeit im Verhältnis zu weniger oder nicht verabreichtem gemessen und
c) der Einfluß der Kovariable „Äquivalent von mindestens 5 mg Haloperidol/Tag" auf die Suizidsterblichkeit im Verhältnis zu weniger verabreichtem gemessen.

Für die Quantifizierung der antidepressiven Therapie gilt nahezu Analoges:

1. Thymoleptika entfalten zwar ihre antidepressive Wirkung über ZNS-Rezeptoren wahrscheinlich vorwiegend im Bereich der noradrenergen und serotonergen Transmission (Schmidburgk 1989); hinsichtlich der klinischen Wirkebene jedoch „... it is important to recognize that... the lack of specificity of clinical effects suggests that the different treatments share some aspect of a final common mechanism" (Heninger und Charney 1987). Hinsichtlich ihrer globalen antidepressiven Effizienz unterscheiden sie sich nicht voneinander (Kessler 1978).

2. Für die Akutbehandlung existieren Empfehlungen (Goethe et al. 1988, WHO 1989), Analoga für die Langzeitbehandlung liegen auch aus dem angloamerikanischen Bereich nicht vor.

Davon ausgehend wurden zwei Dosierungen auf ihren suizidprophylaktischen Effekt hin untersucht:

a) 100 mg/Tag und mehr eines Antidepressivums und
b) 50 mg/Tag und mehr wurden mit der Wirkung geringerer oder keiner Dosierung verglichen.

Für die einen signifikanten Einfluß auf die Suizidsterblichkeit ausübenden Medikamenteneinflüsse wurden abschließend Überlebenswahrscheinlichkeiten unter Zugrundelegung der Extremwerte dieser Kovariaten modelliert.

4 Ergebnisse

4.1 Epidemiologie des nichtnatürlichen Todes im Einzugsbereich der Landesnervenklinik Haldensleben

4.1.1 Epidemiologie des Suizids

Im Zehnjahreszeitraum konnten im Untersuchungsbereich in drei Fällen Leichenteile nicht identifiziert und somit keine Zuordnung hinsichtlich der Todesursache getroffen werden. Eine Übersicht der als „Suizid" Klassifizierten zeigt die Tabelle 1.

Die Zahlen zeigen, daß innerhalb der Größenordnung eines Kreises relativ starke zufallsbedingte Schwankungen auftreten und zuverlässige Aussagen nur unter Bezugnahme auf einen vieljährigen Untersuchungszeitraum gewonnen werden können. Diese Zufallseinflüsse treten im Gesamtareal nur noch abgeschwächt auf, das Selbstmordgeschehen erscheint hier als nicht seltenes und größenordnungsmäßig relativ konstantes Geschehen. Hinsichtlich der Validität der Untersuchungsergebnisse und der Gesamtaussage ist bedeutungsvoll, daß die Zahl der nicht aus dem Untersuchungsareal stammenden Suizidenten jahrgangsweise zwischen 0,66% und 2,99% schwankt, und es darf angenommen werden, daß sich analog die Zahl der im Untersuchungsareal Ansässigen und außerhalb Suizidierenden in der gleichen Höhe bewegt und die vorliegenden Zahlen das „wahre" Suizidverhalten der Population des Einzugsbereiches der Landesnervenklinik Haldensleben in etwa dieser Höhe systematisch unterschätzen. Grundlegende Aussagen können dadurch nicht verfälscht werden. Bei den folgenden Berechnungen wurden die Suizidierten in den Untersuchungskreisen mit Wohnsitz außerhalb des Untersuchungsareals nicht berücksichtigt. Die Analysen des Zehnjahreszeitraumes beziehen sich somit auf eine Gesamtzahl von 1941 Fällen.

Zur Gesamtzahl und zu den einzelnen Fünfjahresaltersgruppen tragen die Geschlechter in sehr unterschiedlichem Maße bei (Tabellen 2 und 3).

Tabelle 1. Übersicht über das Suizidgeschehen im Untersuchungsareal nach Hauptwohnsitzen der Suizidenten; mit A – Hauptwohnsitz im Auffindungskreis, B – in einem anderen auch untersuchten Kreis, C – außerhalb des Untersuchungsareals

Auffindungs-kreis	1977			1978			1979			1980			1981		
	A	B	C	A	B	C	A	B	C	A	B	C	A	B	C
Halberstadt	35	0	0	29	0	0	37	0	0	38	0	0	32	0	0
Haldensleben	11	1	0	17	0	0	21	3	0	22	1	0	22	0	0
Oschersleben	18	1	1	12	0	0	16	0	0	13	0	0	13	0	0
Schönebeck	35	0	0	22	0	1	35	0	0	42	0	2	37	0	0
Staßfurt	26	0	0	25	1	1	38	0	1	26	0	0	23	0	0
Wanzleben	18	0	0	23	0	1	18	0	0	13	0	0	15	0	0
Wernigerode	26	0	0	22	0	1	32	0	0	34	0	0	38	0	1
Zerbst	21	0	0	16	0	1	19	0	0	22	0	1	17	0	1
Summe	190	2	1	166	1	5	216	3	1	210	1	3	197	0	2

Auffindungs-kreis	1982			1983			1984			1985			1986		
	A	B	C	A	B	C	A	B	C	A	B	C	A	B	C
Halberstadt	37	0	0	32	1	0	40	1	1	33	1	0	26	0	0
Haldensleben	23	1	0	21	0	0	14	1	0	23	0	0	22	3	0
Oschersleben	14	0	0	12	0	0	9	0	1	12	0	0	15	1	0
Schönebeck	33	0	1	25	0	0	34	0	0	41	0	1	35	0	1
Staßfurt	30	0	0	33	0	0	28	0	0	30	0	0	34	0	1
Wanzleben	16	0	0	20	1	1	13	0	1	19	0	0	11	0	0
Wernigerode	24	0	3	30	1	1	30	0	1	17	0	1	30	0	0
Zerbst	11	0	0	21	0	0	16	0	0	17	0	0	13	0	0
Summe	188	1	4	194	3	2	184	2	4	192	1	2	186	4	2

Tabelle 2. Altersverteilung der männlichen Selbstmörder im Einzugsbereich der Landesnervenklinik Haldensleben (1977–1986)

Vollendetes Alter	1977	1978	1979	1980	1981	1982	1983	1984	1985	1986	Summe in 10 Jahren
0	0	0	0	0	0	0	0	0	0	0	0
5	0	1	0	0	0	0	0	0	0	0	1
10	4	1	0	0	2	0	0	0	0	1	8
15	7	3	2	5	11	2	2	1	0	2	35
20	5	7	8	4	5	3	7	7	6	6	58
25	7	6	13	10	12	11	4	9	9	10	91
30	3	6	7	6	11	7	4	9	11	7	71
35	15	8	8	8	6	7	4	8	9	7	80
40	7	6	16	14	10	13	15	10	13	9	113
45	8	16	13	9	8	14	12	11	7	11	109
50	9	6	7	6	11	7	11	16	14	12	99
55	5	4	11	11	7	9	6	9	8	6	76
60	11	3	5	5	4	4	9	8	7	9	65
65	7	12	15	7	4	5	6	4	3	7	70
70	7	16	10	16	8	9	13	2	11	7	99
75	12	5	18	7	9	9	16	12	9	12	109
80	5	5	8	9	4	5	17	11	13	9	86
85	3	3	1	9	0	5	3	5	4	5	38
90	1	2	2	3	1	0	1	2	1	2	15
Summe	116	110	144	129	113	110	130	124	125	122	1223

28

Tabelle 3. Altersverteilung der weiblichen Selbstmörder im Einzugsbereich der Landesnerven-klinik Haldensleben (1977–1986)

Vollen-detes Alter	1977	1978	1979	1980	1981	1982	1983	1984	1985	1986	Summe in 10 Jahren
0	0	0	0	0	0	0	0	0	0	0	0
5	0	0	0	0	0	0	0	0	0	0	0
10	1	1	0	0	3	1	0	0	1	0	7
15	1	1	2	3	1	0	1	1	3	1	14
20	2	0	1	5	2	2	3	3	1	1	20
25	1	2	3	1	2	1	4	4	2	2	22
30	0	1	0	3	3	2	0	2	1	3	15
35	4	2	2	2	3	2	2	4	1	1	23
40	3	3	2	7	3	3	3	3	0	5	32
45	6	2	8	4	4	6	4	3	4	3	44
50	4	5	8	10	8	8	5	4	4	6	62
55	5	7	5	7	7	4	2	6	11	13	67
60	7	5	4	7	4	7	5	11	7	5	62
65	9	9	11	12	11	10	6	4	7	3	82
70	16	7	5	8	11	18	16	9	12	10	112
75	10	7	12	5	9	11	9	4	8	6	81
80	4	2	7	5	7	2	6	4	5	6	48
85	2	3	3	2	3	2	1	0	1	3	20
90	1	0	2	1	3	0	0	0	0	0	7
Summe	76	57	75	82	84	79	67	62	68	68	718

Die größere Suizidgefährdung des männlichen Geschlechts und der höheren Altersgruppen tritt unter Bezugnahme auf die Zehnjahresmittelwerte der Suizid-sterbeziffern komprimiert hervor (Tabelle 4).

Tabelle 4. Mittlere Zehnjahressuizidziffern/100000 im Untersuchungsareal (1977–1986)

Suizidsterbeziffern im Untersuchungsareal

Alter in Jahren	Männer	Frauen
5	0,6	0,0
10	4,1	3,8
15	15,1	6,3
20	24,8	9,1
25	43,8	11,5
30	41,4	9,3
35	48,2	14,2
40	59,0	17,0
45	60,9	24,1
50	66,5	35,6
55	62,3	37,5
60	71,1	40,3
65	79,0	53,8
70	106,7	69,3
75	161,6	65,3
80	265,9	66,6
85	360,8	72,5
90	595,2	94,1

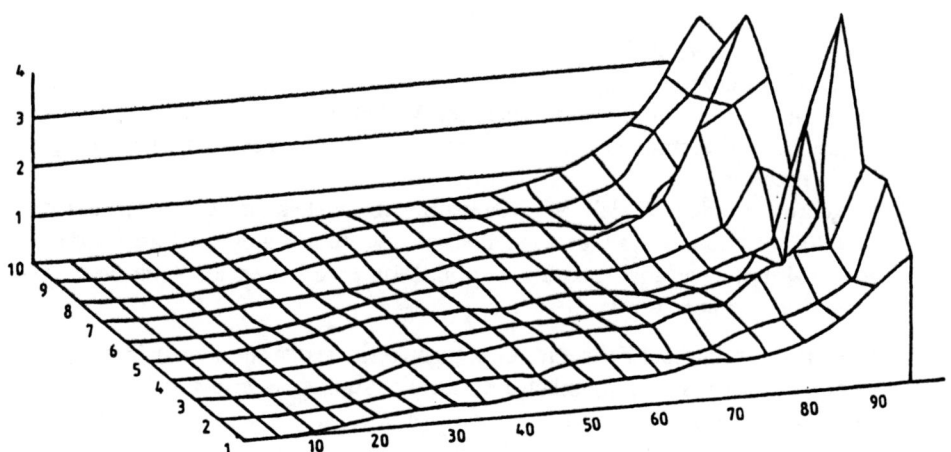

Abb. 1. Suizidsterbeziffern des männlichen Geschlechts, *X-Achse:* Altersgruppen in Zehnjah-resschritten, *Y-Achse:* Jahre 1977–1986 entsprechend 1–10, *Z-Achse:* Selbstmorde per 1000 Einwohner

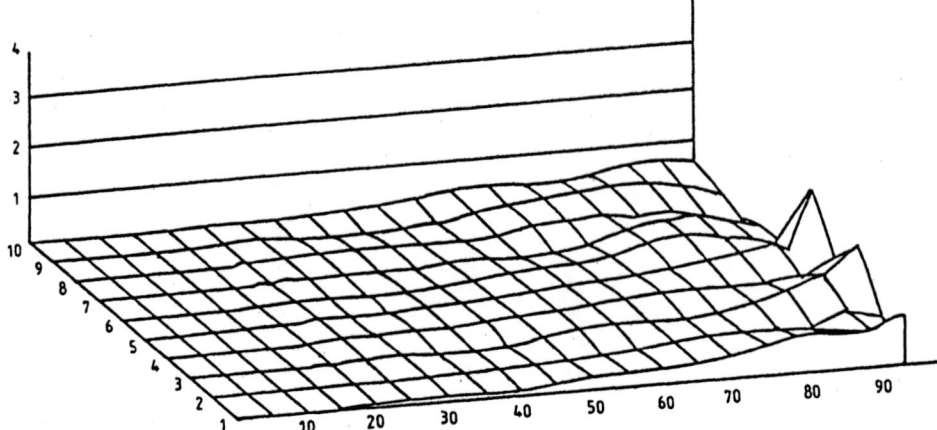

Abb. 2. Suizidsterbeziffern des weiblichen Geschlechts, *X-Achse:* Altersgruppen in Zehnjahresschritten, *Y-Achse:* Jahre 1977–1986 entsprechend 1–10, *Z-Achse:* Selbstmorde per 1000 Einwohner

Die unter Anwendung des gleitenden Mittels – über drei Werte – zum Ausgleich zufallsbedingter Einflüsse berechneten Gittergraphiken (Abb. 1 und 2) unter Zugrundelegung der jährlichen Altersgruppensuizidsterbeziffern fassen das Suizidsterbegeschehen optisch übersichtlich zusammen.

Es lassen sich wesentliche Aussagen ableiten:
1. Die Selbstmordgefährdung des männlichen Geschlechts ist weiterhin deutlich höher als die Gefährdung des weiblichen Geschlechts, Männer überwiegen im Gesamtgeschehen, jedoch nicht einmal mehr im Verhältnis 2 : 1.
2. Die Altersabhängigkeit des Selbstmordgeschehens insgesamt ist gravierend, die positive Korrelation ist beim männlichen Geschlecht noch weit stärker ausgeprägt als beim weiblichen.
3. Hier beeindruckt insbesondere die wesentlich frühere Gefährdung des männlichen Geschlechts im Lebensverlauf im Verhältnis zum weiblichen. Männer zeigen hohe Selbstmordraten bereits in jüngeren Jahrgängen und im Jungerwachsenenalter.
4. Insgesamt handelt es sich beim Selbstmordgeschehen um ein innerhalb der Geschlechter relativ stabiles Verhaltensmuster, dessen Konstanz auf eine tiefe soziokulturelle Verankerung als Konfliktlösungsverhalten im Sinne des Aus-dem-Felde-Gehens verweist.

Zur Einschätzung des Zeittrends erfolgte angesichts des deutlichen Altersstrukturwandels der Bevölkerung zunächst die direkte Standardisierung auf die Population des Jahres 1977 (Tabelle 5).

Tabelle 5. Geschlechtsbezogene rohe und standardisierte Sterbeziffern (1977–1986)

Jahr	männliche Suizidsterbeziffern		weibliche Suizidsterbeziffern	
	roh	standardisiert	roh	standardisiert
1977	44,29	–	25,54	–
1978	42,21	42,21	19,26	19,11
1979	55,57	54,68	25,54	24,00
1980	49,93	49,39	28,15	27,91
1981	43,85	41,22	28,97	28,77
1982	43,08	42,06	27,52	27,77
1983	50,94	49,62	23,48	23,49
1984	48,59	46,03	21,85	21,75
1985	49,15	47,36	24,06	24,49
1986	48,07	47,60	24,38	23,63

Der Anstieg der rohen Suizidraten bei den Männern ist partiell – ab 1979 – durch Altersveränderungen in der Bevölkerungsstruktur bedingt. Der Anstieg der Regressionsgeraden der standardisierten Sterbeziffern ist bei beiden Geschlechtern nicht signifikant von Null verschieden (Anstieg $b = 0,15$ bei den Männern, 95%-Konfidenzintervall des Anstiegs −0,98; 1,27; Anstieg $b = −0,03$ bei den Frauen, 95%-Konfidenzintervall −0,88; 0,77). Ein Zeittrend läßt sich somit im Beobachtungszeitraum nicht erkennen. Diese relative Stabilität und die Größe des Stichprobenumfanges berechtigen zur Hochrechnung der Gesamtsuizide der DDR-Bevölkerung auf Basis der Suizidraten unter Zugrundelegung der Zehn-Jahres-Mittelwerte der Altersklassen.

Die Form des Suizids und seine Korrelation mit vielfältigen soziodemographischen Einflüssen berührt die Richtung der vorliegenden Untersuchung nur tangential. Der Vollständigkeit des vermittelten Bildes halber und zur Einschätzung der Untersuchungsvalidität seien kurz einige gravierende Aspekte angeführt: Die Suizidmethoden bieten von Jahr zu Jahr ein genauso uniformes Bild wie die Raten der Suizidrealisierung. Die am häufigsten angewandten Methoden liegen mit unterschiedlichen Gewichten bei Männern und Frauen auf den gleichen Rangplätzen: Erhängen (66,5% bzw. 42,4%) wird gefolgt von Stadtgasintoxikation (18,1% bzw. 28,6%) und suizidaler Medikamenteneinnahme (4,2% bzw. 11,9%). Deutlichere Unterschiede zwischen den Geschlechtern zeigen sich bei den selteneren Selbstmordformen: Erschießen (1%) und Suizid durch Kraftfahrzeugabgase (0,7%) kam nur bei Männern vor, das Sich-Ertränken ist demgegenüber eine ungleich häufiger von (alten) Frauen angewandte Methode (Anteil von 8,4% an allen Suiziden gegenüber nur 1,6% bei Männern). Überraschenderweise zeichnete der Sturz aus der Höhe für 5,3% aller weiblichen gegenüber nur 2,3% der Suizide bei Männern verantwortlich. Ausgesprochen selten angewandte Methoden sind auf das Vorliegen einer psychotischen Erkrankung verdächtig: So suizidierte sich ein in der Klinik bekannter Schizophrener, indem er dazu einen Hochspannungsmast erkletterte und die Leitungen mit einem blanken Draht überbrückte. Ein anderer wegen organischer Depressionen Vorbehandelter sprang in den Schacht eines Kalkbrand-ofens – er hatte jahrzehntelang dort gearbeitet. Berufsausübung und Verfügbarkeit spielen auch eine Rolle bei Arztsuiziden mittels parenteraler Medikamentenappli-kation – nur Insulin wurde von Nichtmedizinern dazu eingesetzt.

4.1.2 Epidemiologie des Unfalltodes

Die Zahl der Unfalltoten in den zehn Jahren betrug im Untersuchungsareal 667. Es zeigen sich charakteristische Unterschiede in der Alters- und Geschlechtsverteilung (Tabellen 6 und 7):

Tabelle 6. Nichtfremdverschuldeter Unfalltod im Untersuchungsareal, männlich (1977–1986)

Vollende-tes Al-ter in Jahren	'77	'78	'79	'80	'81	'82	'83	'84	'85	'86	Summe in 10 Jahren
0	3	4	1	0	3	5	5	3	3	1	28
1	0	1	1	3	2	1	2	1	3	1	15
5	2	2	2	0	2	2	2	0	1	1	14
10	1	2	0	2	0	4	0	0	0	0	9
15	6	0	1	3	2	1	0	4	3	2	22
20	1	2	1	1	0	1	1	1	3	3	14
25	2	0	1	1	0	2	3	3	2	1	15
30	3	2	3	3	3	2	3	3	5	4	31
35	0	7	2	0	3	0	1	0	2	0	15
40	2	3	5	7	7	3	3	2	3	3	38
45	2	5	3	5	4	3	5	6	2	12	47
50	4	3	5	2	4	3	1	2	2	4	30
55	2	2	1	1	2	3	3	1	1	1	17
60	0	3	1	4	2	4	3	2	2	1	22
65	2	1	1	4	4	1	0	3	0	2	18
70	1	3	3	6	3	2	3	1	0	0	22
75	1	3	0	4	3	4	1	1	3	3	23
80	2	2	1	1	1	3	5	0	6	2	23
85	0	1	0	1	0	0	2	1	2	2	9
90	0	0	0	1	1	0	0	1	1	0	4
95	0	0	0	0	0	0	0	0	0	0	0
Summe	34	46	32	49	46	44	43	35	44	43	416

Tabelle 7. Nichtfremdverschuldeter Unfalltod im Untersuchungsareal, weiblich (1977–1986)

Vollendetes Alter in Jahren	'77	'78	'79	'80	'81	'82	'83	'84	'85	'86	Summe in 10 Jahren
0	0	1	3	1	0	4	0	2	1	2	14
1	1	0	1	0	2	1	2	6	2	0	15
5	0	0	0	0	0	1	0	0	0	3	4
10	1	0	0	0	0	0	1	0	0	0	2
15	0	0	0	2	0	0	0	0	0	0	2
20	0	0	0	1	1	0	0	0	0	3	5
25	0	0	1	0	1	0	0	2	0	0	4
30	0	0	0	0	0	0	0	0	0	0	0
35	0	0	0	0	0	2	0	0	0	0	2
40	0	0	0	2	0	0	0	0	1	0	3
45	0	1	4	0	0	2	0	2	0	0	9
50	0	0	0	0	0	0	0	3	0	0	3
55	1	0	1	0	1	1	1	1	2	1	9
60	0	0	1	1	1	2	0	0	3	3	11
65	0	3	3	2	2	0	1	0	1	2	14
70	0	4	0	2	1	1	1	4	8	5	26
75	3	3	4	1	4	1	3	2	9	10	40
80	2	6	2	3	2	2	5	3	14	7	46
85	2	2	0	2	0	4	1	2	7	9	29
90	0	1	1	0	1	0	1	1	3	4	12
95	0	0	0	0	0	0	0	0	1	0	1
Summe	10	21	21	17	16	21	16	28	52	49	251

Deutlich wird:

1. Die Gesamtzahl der an diesen Todesursachen Verstorbenen liegt nur bei etwa einem Drittel der Selbstmorde. Aufgrund der kleinen Zahlen und der damit verbundenen großen Schwankungen infolge von Zufallseinflüssen ist eine jahrgangsweise Interpretation nicht mehr möglich.
2. Die Geschlechtsverteilung ist analog der des Selbstmordgeschehens, wiederum ist das männliche Geschlecht im Verhältnis zum weiblichen doppelt so stark gefährdet.
3. Die Altersverteilung ist bei beiden Geschlechtern different, die Männer sind nach etwa gleichem Risiko im Kleinkindesalter vom Jugendalter an wesentlich stärker gefährdet. Diese Zahl an tödlichen Unfällen wird vom weiblichen Geschlecht erst wieder im hohen Alter erreicht.
4. Die Männer aller Jahrgänge tragen etwa gleich zur Gesamtzahl bei. In einer Übersichtsanalyse läßt sich ein gewisser Schwerpunkt der Mortalität an dieser Todesursache im 5. Lebensjahrzehnt erkennen.

Unter Bezugnahme auf inhaltliche Aspekte lassen sich diese Ergebnisse besser in ein Gesamtbild einordnen. Es zeigen sich typische Ursachen-, Alters- und z. T. Geschlechtskonstellationen: In der Gruppe der unter Fünfjährigen war der „plötzliche Kindestod" in der Verschlüsselung „Ersticken" dominant, 6 verstarben durch Sturz, 7 durch Verbrühung, 11 ertranken. Akzidentelle tödliche Alkoholvergiftung ist eine „männliche" Todesart der mittleren Lebensjahrgänge (19 Fälle), „nur" 5 Frauen starben so. Erfrieren kam bei Frauen selten, jenseits des 70. Lebensjahres und stets ohne Alkoholeinwirkung vor (5 Todesfälle), denen 14 Männer vorwiegend des mittleren Lebensalters gegenüberstehen, die bei Todeseintritt mehrheitlich und z. T. erheblich alkoholisiert waren. Unter den 11 ertrunkenen weiblichen Personen dominierten die Kinder (7), die unter den 48 so verstorbenen männlichen Personen zwar mit 16 Fällen auch einen Schwerpunkt bildeten, daneben starben diesen Tod aber zumeist alkoholisierte Männer im mittleren Lebensalter. Bei den über 100 Unglücksfällen durch Stadtgas war das Verhältnis der Alkoholisierung der Geschlechter ausgeglichener. Insgesamt belegen diese Zahlen nicht nur deutlich das bekanntermaßen stärkere Risikoverhalten des männlichen Geschlechts, sondern dokumentieren auch die zumindest im Untersuchungsbereich fatalen Folgen des Alkoholmißbrauchs und lassen die der Sucht vermuten.

4.2 Die sozialmedizinische Bedeutung des nichtnatürlichen Todes

4.2.1 Der Anteil an der Gesamtmortalität

Die an den beiden nichtnatürlichen Todesursachen Suizid und Unfall Verstorbenen wurden anhand der verfügbaren Zahlen der letzten 5 Jahre den insgesamt Verstorbenen gegenübergestellt. Orientierende Aussagen liefern die absoluten Zahlen und die resultierenden Sterbewahrscheinlichkeiten unter Bezugnahme auf die mittlere Bevölkerung im Untersuchungsareal (Tabelle 8).

Der Anteil der Selbstmörder unter den Verstorbenen beträgt bei den Männern 3,6%, bei den Frauen 1,6%, der der Unfalltoten entsprechend 1,2% und 0,8%. Bei letzteren liegt erwartungsgemäß ein Schwerpunkt im Kleinkind-, Kindes- und Jugendalter, folglich in einem für den Untersuchungsgegenstand nur mittelbar interessierenden Altersbereich. Der vergleichsweise hohe Selbstmörderanteil verlangt eine gesonderte Betrachtung (Abb. 3 und Tabelle 9).

Bei der zusammenfassenden Interpretation erscheint bedeutungsvoll:
1. Die Unterschiede in den Gesamtsterbewahrscheinlichkeiten beider Geschlechter sind in allen Altersgruppen nachweisbar und drücken die Unterschiede des geschlechtsdeterminierten Sterberisikos drastischer aus als der Vergleich der absolut Verstorbenen. Dies ist insbesondere im höheren Lebensalter der Fall, da infolge der insgesamt größeren Sterblichkeit des männlichen Geschlechts die Altersklassen bei den Männern weit geringer als bei den Frauen besetzt sind und ein Vergleich der Absolutwerte daher die Risiken inkorrekt widerspiegelt. Die Unterschiede der Selbstmordsterbewahrscheinlichkeiten sind zu jedem Lebens-

Tabelle 8. Gesamt-, Suizid- und Unfalltodverstorbene im Untersuchungsareal (1982–1986)

Vollende-tes Al-ter in Jahren	Summe der Todesfälle 1982–1986					
	männlich			weiblich		
	insgesamt Verstorbene	davon Suizide	davon Unfalltote	insgesamt Verstorbene	davon Suizide	davon Unfalltote
0	215	0	17	157	0	10
1	43	0	8	43	0	11
5	28	0	6	20	0	4
10	25	1	4	13	2	1
15	106	7	10	46	6	0
20	138	29	9	58	10	3
25	157	43	11	52	13	2
30	140	38	17	49	8	0
35	139	35	3	93	10	2
40	352	60	14	161	14	1
45	589	55	28	284	20	4
50	800	60	12	415	27	3
55	970	38	9	687	36	6
60	1185	37	12	1134	35	8
65	1390	25	6	1277	30	4
70	2709	42	6	3089	65	19
75	3538	58	12	4583	38	25
80	2886	55	16	4677	23	31
85	1337	22	7	3025	7	23
90	456	6	2	1279	0	10
Summe	17203	611	209	21 142	344	167

zeitpunkt zwischen den Geschlechtern nachweisbar, jedoch von der Pubertät bis zum 50. Lebensjahr etwa dreifach bei Männern größer, nehmen dann infolge eines relativ raschen Anstiegs der Selbstmordwahrscheinlichkeit der Frauen ab dem 50. Lebensjahr auf weniger als den Faktor 2 ab und steigen infolge der exzessiven Selbstmordsterbewahrscheinlichkeit bei Männern oberhalb des 75. Lebensjahres wiederum drastisch an.

2. Das relative Gewicht des Selbstmordgeschehens bei den Frauen im Verhältnis zu der sonstigen Sterblichkeit ist demgegenüber nur wenig von dem der Männer verschieden. Die Ursache liegt in der insgesamt in den unteren Altersklassen weit geringeren weiblichen Sterblichkeit. Heraus fällt der Alterszeitraum vom 30. bis 45. Lebensjahr und wiederum das höhere Lebensalter ab dem 75. Lebensjahr, wo der Anteil des Selbstmordes am Sterbegeschehen der Männer deutlich höher

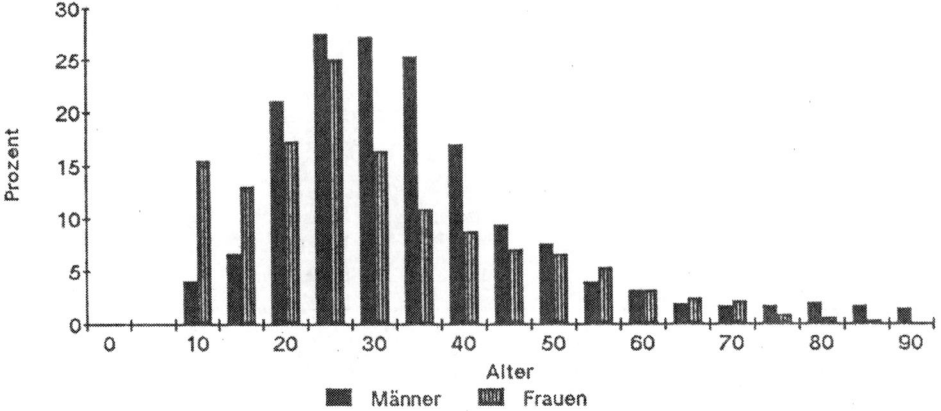

Abb. 3. Prozentualer Anteil des Suizidtodes an der männlichen und weiblichen Mortalität im Untersuchungsareal im Fünfjahresmittel 1982–1986

Tabelle 9. Gesamt- und Suizidsterbewahrscheinlichkeiten, beide Geschlechter, Tafelwerte und Zehnjahresmittelwerte

Alter in Jahren	Männer		Frauen	
	insgesamt	an Suizid	insgesamt	an Suizid
0	0,013662	0	0,009687	0
1	0,000050	0	0,000461	0
5	0,000379	0,000006	0,000281	0
10	0,000315	0,000041	0,000224	0,000038
15	0,001068	0,000151	0,000527	0,000063
20	0,001345	0,000248	0,000554	0,000091
25	0,001597	0,000438	0,000571	0,000115
30	0,001596	0,000414	0,000613	0,000093
35	0,002145	0,000482	0,001073	0,000142
40	0,003842	0,000590	0,001964	0,000170
45	0,005902	0,000609	0,002995	0,000241
50	0,010535	0,000665	0,004894	0,000356
55	0,015090	0,000623	0,007889	0,000375
60	0,024065	0,000711	0,013291	0,000403
65	0,039179	0,000790	0,021354	0,000538
70	0,063186	0,001067	0,040030	0,000693
75	0,102313	0,001616	0,071189	0,000653
80	0,158347	0,002659	0,123114	0,000666
85	0,238230	0,003608	0,196562	0,000725
90	0,480235	0,005952	0,324687	0,000941

liegt. Sozialmedizinisch bedeutsam ist insbesondere der Geschlechtsunterschied in den 15 Jahren vom 30. bis 45. Lebensjahr.

3. Im Leistungsalter vom 15. bis 50. Lebensjahr versterben 20,4 % aller Männer und 10,9 % aller Frauen an der Todesursache „Selbstmord". Diese Zahlen lassen keinen Zweifel an dem dringlichen Erfordernis einer weitergehenden Ursachenanalyse.

4. Bei Frauen kommt dem nichtfremdverschuldeten Unfall nur eine sehr geringe Bedeutung zu, dies vorwiegend in den neuropsychiatrisch weniger relevanten Altersgruppen unter 10 Jahren.

5. Erwartungsgemäß ist die relative Bedeutung des nichtfremdverschuldeten Unfalls demgegenüber bei den Männern höher, im Alter vom 15. bis unter 50. Lebensjahr versterben immerhin 7,1 % aller Verstorbenen an dieser Todesursache. Angesichts der kleinen Zahlen wurde auf einen Vergleich mittels der Sterbewahrscheinlichkeiten verzichtet.

4.2.2 Schätzung der landesweiten Suizidmortalität

Die Berechnung erfolgte auf der Grundlage der Suizidziffern des Jahres 1986 und bei Fehlen eines säkularen Trends anhand der Zehnjahresmittelwerte sowie der mittleren Bevölkerung der DDR laut Statistischem Jahrbuch (Statistisches Jahrbuch 1987) (Tabellen 10 und 11).

Tabelle 10. Geschätzte männliche Suizide in der DDR 1986

Vollendetes Alter in Jahren	Mittlere Bevölkerung (B_x 1986)	Suizidziffer (S_{x1} 1986)	Suizidziffer (S_{x2} 1977–1986)	Geschätzte landesweite Selbstmordrate ($B_x * S_{x1}$)	Geschätzte landesweite Selbstmordrate ($B_x * S_{x2}$)
6	466 347	0	0,54	0	3
10	464 405	6,7	3,79	31	18
15	735 021	9,6	14,68	70	108
20	580 302	25,7	24,73	149	144
25	682 523	47,5	43,62	324	298
30	650 702	34,2	41,46	222	270
35	535 508	43,9	46,64	235	250
40	459 581	59,6	58,92	274	271
45	652 101	53,8	61,58	351	402
50	522 898	73,1	65,86	382	344
55	436 211	41,7	62,52	181	273
60	287 224	85,8	69,89	246	201
65	208 321	99,1	77,20	206	161
70	190 508	100.2	106,34	191	203
75	332 399	250,5	219,37	833	729

Tabelle 11. Geschätzte weibliche Suizide in der DDR 1986

Vollendetes Alter in Jahren	Mittlere Bevölkerung (B_x 1986)	Suizidziffer (S_{x1} 1986)	Suizidziffer (S_{x2} 1977–1986)	Geschätzte landesweite Selbstmordrate ($B_x * S_{x1}$)	Geschätzte landesweite Selbstmordrate ($B_x * S_{x2}$)
6	444 043	0	0	0	0
10	347 601	0	3,65	0	12
15	698 536	5,2	6,36	36	44
20	548 956	4,6	9,12	25	50
25	649 522	10,5	11,40	68	74
30	624 145	15,8	9,12	99	57
35	518 724	6,5	14,46	34	75
40	461 058	33,6	17,10	155	79
45	655 637	14,8	24,44	97	160
50	534 224	35,5	35,43	190	190
55	495 659	76,0	37,73	377	187
60	476 341	29,2	40,26	139	192
65	385 116	23.6	53,10	91	205
70	388 448	72,6	69,50	282	270
75	747 241	62,4	67,73	467	506

Die im Ergebnis resultierenden Zahlen von 3695 bzw. 3675 männlicher und 2060 bzw. 2101 weiblicher Selbstmorde können nur eine grobe Schätzung sein; der „wahre" Wert liegt gemäß der Untersuchungsanlage mit Sicherheit noch höher:

Entsprechend den rund 1,5 % Suizidenten, die sich von außerhalb stammend im Untersuchungsareal suizidierten, ist auch der Prozentsatz der aus dem Areal Stammenden und sich außerhalb Suizidierenden zu schätzen, die nicht bei den Suizidziffern berücksichtigt werden konnten; mit den zu langjährigen Freiheitsstrafen Verurteilten und aus dem Areal Stammenden konnte eine zwar zahlenmäßig kleine, aber wesentliche Hochrisikogruppe nicht erfaßt werden; die Selbstmorde von Mitgliedern bewaffneter Organe konnten nicht vollständig einbezogen werden – es fehlen die Selbsttötungen in der Untersuchungsverantwortung der Militärstaatsanwaltschaft, d. h. die Selbstmorde von Angehörigen des ehemaligen Ministeriums für Staatssicherheit und der Nationalen Volksarmee.

Die Größenordnung läßt dennoch eine klare Wertung zu: Die Selbstmordproblematik ist individuell-menschlich, gesundheitspolitisch und volkswirtschaftlich von außerordentlicher Bedeutung für die fünf neuen Bundesländer.

4.2.3 Der Verlust an potentiellen Lebensjahren

Einen orientierenden Überblick über die Bedeutung der einzelnen Todesursachengruppen im Sterbegeschehen vermitteln die absoluten Zahlen der Verstorbenen (Tabelle 12).

Das Überwiegen der Todesursachen der IKK-Klassen II, VII, VIII und XVII im Bezirk Magdeburg, denen bei Männern 84,6% und bei Frauen 85,2% aller Todesfälle zuzuordnen sind, entspricht nahezu exakt den Verhältnissen in der DDR (Tabelle 13).

Tabelle 12. Verstorbene des Bezirkes Magdeburg 1986 nach Todesursachen gemäß IKK-Klassifikation; Angaben in der Rangreihe der Häufigkeit (Institut für Organisation des Gesundheitswesens des Bezirkes 1988)

IKK – Krankheitsklasse		Anzahl der Todesfälle		
		gesamt	männlich	weiblich
VII	Herz-Kreislauf-System	10220	3995	6225
II	Geschwülste	2687	1322	1365
VIII	Atmungssystem	1052	595	457
XVII	Verletzungen/Vergiftungen	874	531	343
IX	Verdauungssystem	716	383	333
III	Stoffwechsel	608	169	439
X	Urogenitalsystem	319	172	147
V	Psychische Krankheiten	265	123	142
XVI	„Ungenau bezeichnete Zustände"	259	102	157
VI	Nervensystem/Sinnesorgane	133	68	65
	Alle anderen Klassen	325	144	181
Summe		17458	7604	9854

Tabelle 13. Vergleich des Anteils der an den Haupttodesursachen in der DDR und im Bezirk Magdeburg im Jahre 1986 Verstorbenen (Angaben in Prozent)

Nummer der IKK IX.Revision	DDR		Bezirk Magdeburg	
	männlich (in%)	weiblich (in%)	männlich (in%)	weiblich (in%)
II	17,8	14,5	17,4	13,9
VII	52,6	63,5	52,5	63,2
VIII	7,9	4,6	7,8	4,6
XVII	4,0	2,4	6,9	3,5

40

Die Diskrepanz im Bereich der Todesursachenklasse XVII mit einem deutlich geringeren Anteil in den DDR-Zahlen ist darauf zurückzuführen, daß in der ausgewiesenen N-Klassifikation die IKK-Nummern 905–935, 950–959 und 990–999 nicht berücksichtigt sind. Aus diesen nahezu als deckungsgleich zu bezeichnenden relativen Todesursachenhäufigkeiten ist zu schlußfolgern, daß die im Rahmen der vorliegenden Untersuchung gewonnenen Ergebnisse in einem hohen Maße für die Bevölkerung im Raum der früheren DDR verallgemeinerbar sind. Die Analyse des Verlustes an potentiellen Lebensjahren wurde auf diese wichtigsten Todesursachenklassen begrenzt. Grundlage bildeten dabei die Sterbetafel des Bezirkes Magdeburg und die geschlechtsdifferenziert in Fünfjahresaltersgruppen und nach Todesursachen für das Jahr 1986 für den Bezirk Magdeburg vorliegenden Werte für die vier IKK-Klassen. Die Berechnung des Verlustes an potentiellen Lebensjahren für die Todesursachenkategorien „Suizid" und „nichtfremdverschuldeter Unfalltod" erfolgte zur Minimierung zufallsbedingter Streuung unter Zugrundelegung der in den jeweils letzten 5 Jahren insgesamt im Untersuchungsareal und an diesen beiden Todesursachen Verstorbenen. Es wurde Bezug genommen auf den Zeitraum von 0–100 und das „Erwachsenenleistungsalter" von 15–65 Jahren (Tabellen 14, 15 und 16).

Tabelle 14. Todesursachentafel des Bezirkes Magdeburg, männlich (1986)

Vollende-tes Alter x in Jahren	Gestorbene im Alter nach Todesursachen							
	d_x gesamt	d_x II	d_x VII	d_x VIII	d_x XVII	d_x sonst.	d_x sui.	d_x unf.
0	1366	46	30	46	46	1199	0	108
1	246	23	35	0	94	94	0	46
5	187	13	0	13	120	40	0	40
10	173	38	19	0	77	38	7	28
15	495	30	20	20	307	119	33	47
20	655	75	47	0	402	131	138	43
25	733	85	74	32	446	96	201	51
30	767	40	101	20	363	242	208	93
35	1041	127	197	70	309	338	262	22
40	1846	272	272	61	590	651	315	73
45	2786	629	859	100	539	659	260	132
50	4499	1386	1309	231	572	1001	337	67
55	6308	1852	2506	333	481	1136	247	59
60	8986	2375	4094	762	425	1329	281	91
65	12605	2920	6518	1008	247	1912	227	54
70	16156	3156	8972	1578	361	2089	250	36
75	17311	2781	10525	1500	392	2112	284	59
80	13843	1571	9284	1261	332	1394	264	77
85	9997	648	7278	879	289	903	156	50
Summe	100000	18068	52141	7915	6394	15482	3469	1177

Tabelle 15. Todesursachentafel des Bezirkes Magdeburg, weiblich (1986)

Vollende-tes Alter x in Jahren	Gestorbene im Alter nach Todesursachen							
	d_x gesamt	d_x II	d_x VII	d_x VIII	d_x XVII	d_x sonst.	d_x sui.	d_x unf.
0	969	0	30	60	30	850	0	62
1	246	21	21	11	53	139	0	63
5	124	10	19	10	86	0	0	25
10	103	0	0	52	34	17	16	8
15	221	41	14	28	97	41	29	0
20	252	65	37	9	112	28	43	13
25	288	106	45	0	61	76	72	11
30	354	73	61	12	85	122	58	0
35	577	231	52	0	73	220	62	12
40	902	365	160	34	160	183	78	6
45	1469	556	345	56	211	300	103	21
50	2373	851	671	156	144	551	154	17
55	3674	1110	1181	165	307	910	193	32
60	5818	1622	2585	257	235	1119	180	41
65	8594	2346	4338	259	191	1460	202	27
70	13679	2422	8298	548	453	1959	288	84
75	18724	2167	12554	895	430	2677	155	102
80	20144	1664	14676	924	375	2505	99	134
85	21489	995	16644	1146	503	2201	35	165
Summe	100000	14648	61733	4621	3640	15359	1767	822

Tabelle 16. Durchschnittliche Sterbealter der Todesursachengruppen

Verstorbene nach Ursachen	Männer		Frauen	
	verlebte Jahre Lx	Lebens-erwartung	verlebte Jahre Lx	Lebens-erwartung
Insgesamt	6878063	68,78	7466824	74,67
IKK-Kl. II	1210122	66,98	997881	68,12
IKK-Kl. VII	3853020	73,90	4858069	78,70
IKK-Kl. VIII	571714	72,24	344825	74,63
IKK-Kl. XVII	313876	49,09	224401	61,65
Sonstige	929331	60,03	1041649	67,82
Suizide	192378	55,45	104589	59,18
Unfälle	51516	43,78	49594	60,34

Tabelle 17. Todesursachenspezifische Verluste an potentiellen Lebensjahren, Potentialebenen 0–100 und 15–65 Jahre

IKK-Klassen	männlich		weiblich	
	0–100 Jahre	15–65 Jahre	0–100 Jahre	15–65 Jahre
II	596672	65886	466910	57556
VII	1361121	79569	1315214	39812
VIII	219748	14893	117228	7560
XVII	325503	102820	139595	28181
Sonst.	618893	81707	494230	41295
Suizid	154537	47035	72144	16744
Unfall	66145	15009	32600	2333

Die Ergebnisse zeigen:

1. Erwartungsgemäß weisen die Herz-Kreislauf-Krankheiten bei beiden Geschlechtern das höchste durchschnittliche Sterbealter auf.
2. Von allen Todesursachen haben die Todesfälle infolge Selbstmord und „nichtfremdverschuldeten Unfalls" das geringste durchschnittliche Sterbealter mit 55,5 und 43,8 Jahren bei den Männern und 59,2 bzw. 60,3 Jahren bei den Frauen. Bereits daraus läßt sich wiederum ableiten, daß die Erhöhung des durchschnittlichen Sterbealters an diesen Todesursachen bzw. Erfolge bei der Bekämpfung dieser Todesursachen sozialmedizinisch für die Steigerung der durchschnittlichen Lebenserwartung der Bevölkerung die vergleichsweise größte Bedeutung haben.
3. Die Unterschiede zwischen den Geschlechtern werden auch bei der Betrachtung des durchschnittlichen Sterbealters deutlich, hier schlagen sich besonders die stärkere Suizid- und Unfallmortalität der Männer in den jüngeren Lebensjahren nieder.

Die Betrachtung der absoluten und relativen Anteile der Todesursachen am Verlust an potentiellen Lebensjahren gestattet eine noch tiefere Einsicht in die sozialmedizinische Bedeutung der einzelnen Todesursachen (Tabelle 17).

Bei vergleichender Gegenüberstellung der Bezugsebenen wird das Gewicht der einzelnen Todesursachen noch deutlicher (Abb. 4 und 5).

Zusammenfassend können diese Ergebnisse wie folgt interpretiert werden:

1. Je nach Wahl der Bezugsebene kommt die Analyse zu erheblich unterschiedlichen Bewertungen der einzelnen Todesursachen im Sterbegeschehen. Dies läßt sich praktisch an allen Todesursachenklassen nachweisen.
2. Bei der Klasse der Herz-Kreislauf-Krankheiten wird außerordentlich deutlich, daß der sehr hohe Anteil an den Verstorbenen mit ihrem Gewicht im Sterbegeschehen des Leistungsalters von 15–65 Jahren nicht korreliert. Hier

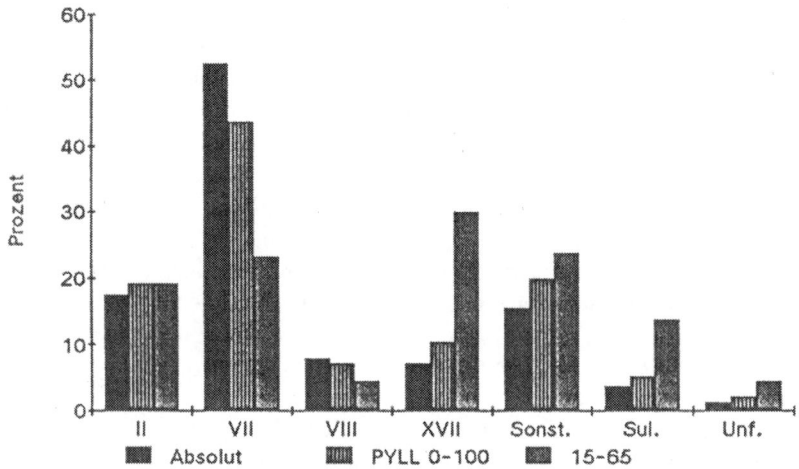

Abb. 4. Relative Anteile der Todesursachengruppen am Sterbegeschehen in Abhängigkeit vom Bezugsmaßstab (Männer)

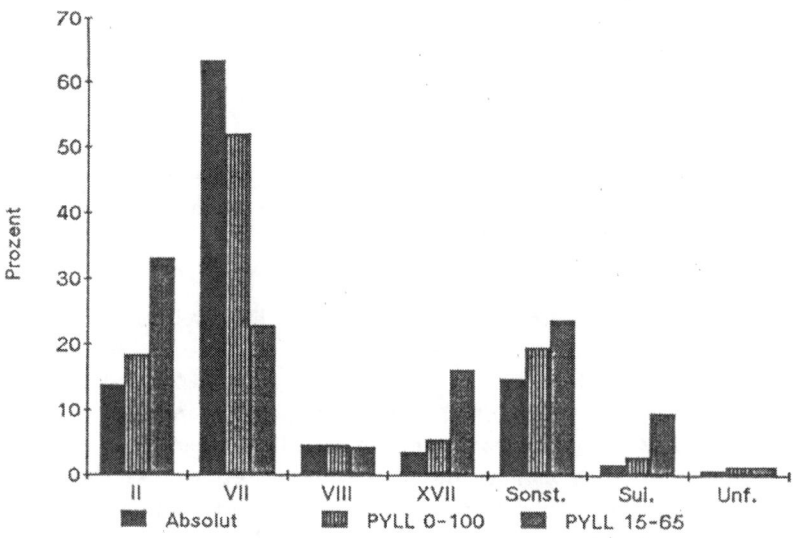

Abb. 5. Relative Anteile der Todesursachengruppen am Sterbegeschehen in Abhängigkeit vom Bezugsmaßstab (Frauen)

zeichnen sie für nicht einmal ein Viertel des Verlustes an Lebensjahren verantwortlich und liegen damit hinter dem Verlust an Lebensjahren infolge von äußeren Einwirkungen bei den Männern und nur wenig vor dem Verlust an potentiellen Lebensjahren infolge äußerer Einwirkungen bei den Frauen.

3. Der Anteil von nur 7% an Verstorbenen infolge äußerer Todesursachen bei den Männern und nur der Hälfte dessen bei den Frauen steht in keinem Verhältnis zu dem Verlust an Lebensjahren. Fast 30% des Verlustes an potentiellen Lebensjahren im Alter von 15-65 sind bei den Männern Folge von äußerer Einwirkung. Der Bekämpfung dieser Todesursachengruppe kommt damit bei Männern in dem betrachteten Zeitraum die sozialmedizinisch mit Abstand größte Bedeutung zu. Bei den Frauen ist dies nicht ganz so deutlich, hier ist der Anteil nur halb so groß wie bei den Männern.

4. Auch im Vergleich mit den Verstorbenen an Karzinomen aller Organgruppen wird deutlich, daß die Selbstmorde zwei Drittel des durch Krebs verursachten Verlustes an Lebensjahren bedingen. Selbst bei den Frauen zeichnen Selbstmorde noch für nahezu ein Zehntel der verlorenen Lebensjahre vom 15.–65. Lebensjahr verantwortlich.

5. Die Todesfälle durch nichtfremdverschuldeten Unfall liegen bei den Männern exakt in der Größenordnung der Todesfälle durch Krankheiten des Atmungssystems.

6. Aus der zusammenfassenden Überschau geht zweifelsfrei hervor, daß in weit stärkerem Maße als bisher die Bedingungskonstellationen und das Ursachengefüge der nichtnatürlichen Todesfälle infolge äußerer Ursachen zu untersuchen sind. Ihrer sozialmedizinischen Relevanz nach wären adäquate Aufwendungen wie für die Krebsforschung aller Ursachen gerechtfertigt.

4.2.4 Die Erwartungswahrscheinlichkeit im Lebensverlauf

Sie wurde als kumulatives Selbstmordrisiko auf der Basis der Zehnjahresmittelwerte der Suizidziffern der Fünfjahresaltersgruppen und des Mittelwertes der mittleren Bevölkerung des Untersuchungsareals berechnet (Abb. 6).

Diese Ergebnisse belegen eindrucksvoll:

1. Bei beiden Geschlechtern besteht ein beträchtliches Lebenszeitsuizidrisiko.

2. Die höhere Gefährdung des männlichen Geschlechts wird bereits im Leistungsalter erkennbar. Der steile Anstieg der Kurve infolge der hohen Suizidziffern der jüngeren Jahrgänge führt dazu, daß sich zwischen dem 35. und 40. Lebensjahr bereits jeder 100. Mann das Leben genommen hat. Diese Einprozentmarke wird bei Frauen erst zwischen dem 60. und 65. Lebensjahr erreicht. Nach dem 55. Lebensjahr haben sich 2% der männlichen Bevölkerung, unmittelbar nach Erreichen des Rentenalters bereits 3% der männlichen Bevölkerung umgebracht.

3. Die Lebenszeitselbstmordgefährdung ist bei Männern außerordentlich hoch einzuschätzen. Von den bis zum 90. Lebensjahr nicht an anderen Ursachen Versterbenden suizidieren sich 10%; dies macht klar, daß im untersuchten Areal Selbstmord in der Bevölkerung zweifelsfrei partiell als Problemlösungsverhalten akzeptiert wird. Es bleibt offen, ob dies bei Männern stärker als bei Frauen der Fall ist oder ob sozial bedingt Frauen geringere Probleme zu bewältigen haben – oder sie besser bewältigen können.

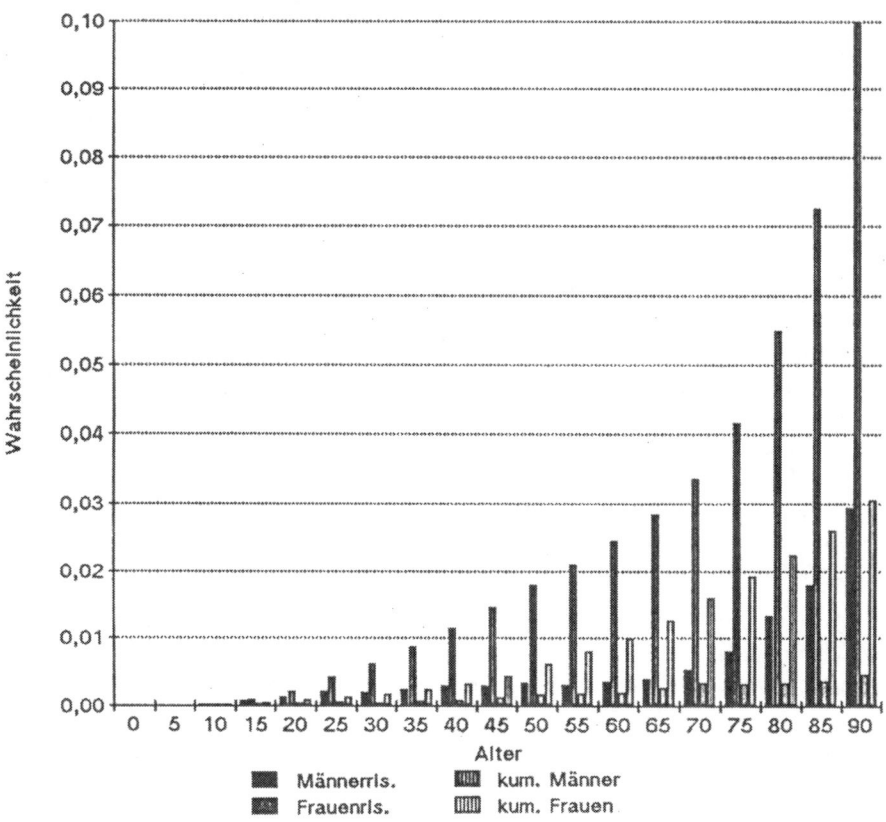

Abb. 6. Altersgruppen- und kumulatives Selbstmordrisiko, Männer und Frauen (Zehnjahresmittelwerte)

4. Den ermittelten Werten kommt grundlegende Bedeutung als Vergleichswert für die Diskussion der Lebenszeitgefährdung von Risikogruppen zu. Die Gefährdung dieser Populationen kann sachgerecht nur vor dem Hintergrund dieser Rahmendaten belegt werden.

4.3 Der nichtnatürliche Tod neuropsychiatrisch Behandelter

4.3.1 Das neuropsychiatrische Betreuungsmodell
und die stationäre Behandlungsmorbidität des Einzugsbereiches

Im ehemaligen Bezirk Magdeburg bestanden im Rahmen der spezialisierten Betreuung seit Jahrzehnten feste neuropsychiatrische Versorgungszuordnungen der Landesnervenkliniken. Die Landesnervenklinik Haldensleben hat eine Aufnahmeverpflichtung für alle neuropsychiatrischen Behandlungsfälle mit Hauptwohnsitz in den acht südlichen Kreisen des Bezirkes Magdeburg, die zum Zeitpunkt einer Erkrankung in diesem Raum Befindlichen und traditionell für den bezirksfremden Kreis Quedlinburg. Einweisungen erfolgen regelhaft in enger Kooperation mit dem Facharzt für Neurologie und Psychiatrie. Diese Versorgungsfestlegungen lassen primär eine Aussage mit hohem Verbindlichkeitsgrad für alle stationär neuropsychiatrisch Behandelten erwarten; eine Fehlerabschätzung infolge nicht in der Landesnervenklinik Haldensleben realisierter stationärer Behandlung von aus dem Einzugsbereich Stammenden findet sich unter 4.3.2.

Die resultierende stationäre Behandlungsmorbidität muß differenziert ausgewiesen werden, da

1. entsprechend dem Untersuchungsdesign die absoluten Behandlungshäufigkeiten über das „record linkage" mit den Suizidstammdaten unmittelbar den Anteil der psychiatrisch Vorbehandelten an den Gesamtereignissen definieren. Entsprechend werden davon alle Aussagen zur „psychiatriespezifischen" Suizid- und Unfallmortalität in der Referenzpopulation beeinflußt.
2. bestimmt die stationäre Behandlungsmorbidität als epidemiologischer Nenner unmittelbar die Suizidrisiken der einzelnen Diagnosegruppen und beeinflußt den Vergleich zwischen ihnen.

Tabelle 18. Übersicht zur Gesamtbehandlungsmorbidität der Nervenklinik Haldensleben (männlich, behandelte Fälle 1977–1986); mit "–" gekennzeichet liegen keine Angaben nach VIII. Revision der IKK vor oder sie sind mit denen der IX. nicht direkt kompatibel

Diagnosen der IKK	(Nr.)	Behandlungsjahr									
		'77	'78	'79	'80	'81	'82	'83	'84	'85	'86
Alterspsychosen	(290)	3	5	16	18	16	14	7	12	7	4
Alkoholpsychosen	(291)	29	38	29	16	15	14	13	26	17	15
Schizophrenien	(295)	69	60	68	78	75	80	78	64	69	69
Affektpsychosen	(296)	19	18	22	21	22	21	31	22	16	25
Sonstige Psychosen	(298)	7	8	4	10	15	14	10	10	3	10
Neurosen	(300)	21	28	27	41	26	38	36	23	30	42
Psychopathien	(301)	15	6	17	23	11	8	18	5	18	18
Alkoholismus	(303)	172	172	203	187	175	214	199	185	193	161
Alkoholmißbrauch	(305)	–	–	8	7	12	12	19	18	13	18
Anpassungsstörung	(309)	36	24	8	15	31	22	24	16	12	19
Verhaltensstörung	(312)	–	–	6	12	12	13	10	16	18	18
Oligophrenie	(317)	30	7	19	15	21	16	8	17	19	10
Oligophrenie	(318)	47	58	59	51	42	41	38	45	46	32
Epilepsien	(345)	25	34	33	24	32	32	35	28	25	42
Zerebrovaskuläre Erkrankungen	(430–438)	–	–	19	17	11	14	15	7	14	14
Wirbelsäulen-/ Rückenerkrankung	(720–724)	29	23	40	23	31	39	41	41	63	50

Tabelle 19. Übersicht zur Gesamtbehandlungsmorbidität der Nervenklinik Haldensleben (weiblich, behandelte Fälle 1977–1986); mit "–" gekennzeichet liegen keine Angaben nach VIII. Revision der IKK vor oder sie sind mit denen der IX. nicht direkt kompatibel

Diagnosen der IKK	(Nr.)	Behandlungsjahr									
		'77	'78	'79	'80	'81	'82	'83	'84	'85	'86
Alterspsychosen	(290)	17	11	38	33	40	16	24	35	30	16
Schizophrenien	(295)	95	114	113	123	114	103	123	113	87	102
Affektpsychosen	(296)	66	60	60	57	65	98	85	63	74	69
Paranoide Zustände	(297)	24	22	18	29	25	18	15	14	16	6
Sonstige Psychosen	(298)	9	5	12	12	16	20	24	5	11	13
Neurosen	(300)	33	30	59	60	62	47	47	51	43	46
Psychopathien	(301)	4	6	3	13	15	7	17	19	17	12
Alkoholismus	(303)	32	21	22	29	31	31	32	46	36	31
Streßreaktion	(308)	3	6	6	4	13	20	13	13	12	14
Oligophrenie	(318)	12	22	33	17	26	25	23	28	13	12
Multiple Sklerose	(340)	18	14	18	23	16	15	18	16	25	20
Epilepsien	(345)	24	31	34	20	24	28	32	46	40	42
Zerebrovaskuläre Erkrankungen	(430–438)	–	–	9	4	17	11	14	6	13	16
Wirbelsäulen-/ Rückenerkrankung	(720–724)	8	14	36	33	39	47	57	37	49	55

Im Interesse der Übersicht werden in den Tabellen über die Gesamtaufnahmen nur die Diagnosenummern berücksichtigt, für die wenigstens zehn Behandlungsfälle in 5 Jahren je Geschlecht ausgewiesen wurden und Begutachtungsfälle nicht berücksichtigt (Tabellen 18 und 19).

Hervorstechend ist die Uniformität der stationären Behandlungsmorbidität, es sind keine einschneidenden Veränderungen im Zeitverlauf wahrzunehmen. In besonderem Maße stabil sind die Behandlungshäufigkeiten im Bereich der Klasse V der IKK – „Psychische Krankheiten". Dies spricht für die Reliabilität der Zahlen. Dafür spricht auch die Übereinstimmung mit den aus der Literatur bekannten Geschlechtsunterschieden der Morbidität:

– Höhere Psychosemorbidität des weiblichen gegenüber dem männlichen Geschlecht sowohl bei paranoiden als auch bei depressiven Psychosen,
– demgegenüber im analogen Vergleich die wesentlich geringere Suchtmorbidität,
– die geringere Betreuungsbedürftigkeit der weiblichen Intelligenzgeminderten.

Die orientierende und infolge ihrer nationalen und internationalen Vergleichbarkeit wertvolle Bezugsgröße der Behandlungsfälle kann hinsichtlich der poststationären Gefährdung jedoch nur einen Überblick vermitteln, da die epidemiologisch allein sinnvolle personenbezogene Analyse auf dieser Basis nicht möglich ist. Sie setzt darüber hinaus eine Berücksichtigung des lebenslangen Behandlungsverlaufs voraus.

Tabelle 20. Stationäre Behandlungsmorbidität paranoider Psychosen im Zehnjahreszeitraum nach Kreisen und Diagnosegruppen

Kreis	Behandelte Männer			Behandelte Frauen		
	Fälle	Per-sonen	Erstbe-handelte	Fälle	Per-sonen	Erstbe-handelte
Halberstadt	64	41	29	149	101	31
Haldensleben	116	53	23	175	117	52
Oschersleben	58	33	17	113	73	30
Schönebeck	114	65	39	253	143	59
Staßfurt	91	52	28	136	79	34
Wanzleben	45	24	13	105	60	29
Wernigerode	92	61	43	143	99	36
Zerbst	54	33	19	95	59	25
Summe	634	362	211	1169	731	296

Die Tabelle 20 zeigt dies paradigmatisch für die paranoiden Psychosen des Einzugsbereiches.

Bei den paranoiden Psychosen mit ihrer hohen Rezidivquote bei häufig schubweise-progredientem Verlauf werden die Unterschiede der Bezugsgrößen besonders deutlich: Über alle Kreise liegt das Verhältnis Fälle:Personen:Erstbehandelten bei Männern bei 3,00:1,72:1 und bei Frauen sogar bei 3,95:2,47:1. Die sorgfältige Trennung läßt sich somit in ihrer Bedeutung für die resultierenden Aussagen klar analysieren: Die Wahl der Behandlungsfälle als Bezugsgröße zur Risikoabschätzung des Suizides würde danach zu einer Unterschätzung des naturgemäß personenbezogenen individuellen Selbstmordrisikos um bis zur Hälfte führen. Zu einer exakten Berechnung kann es nicht verwandt werden. Eine Aussage kann dann getroffen werden, wenn in einer Diagnosegruppe keine oder kaum Selbstmorde zu verzeichnen sind. Das krankheitsimmanente Selbstmordrisiko kann auch im Rahmen einer personenbezogenen Analyse nicht erfaßt werden, bzw. es ist nur eine eingeschränkte Aussage dazu möglich; rund 40% der behandelten männlichen Schizophrenen und über die Hälfte der behandelten weiblichen Schizophrenen wurde bereits früher einmal – zu ganz unterschiedlichen Zeitpunkten – stationär betreut, über das zwischenzeitliche Schicksal der ehemaligen Gesamtbehandlungskohorten kann jedoch eine zuverlässige Aussage nicht getroffen werden. Es ist hochwahrscheinlich, daß diese Personen hinsichtlich ihres Krankheitsverlaufes und wahrscheinlich auch sozialer Parameter eine Auslese bilden. Eine exakt auf den Krankheitsverlauf bezogene Analyse ist folglich nur anhand der erstbehandelten Patienten möglich, wobei gemäß der Rekrutierung der Behandlungskohorten die Aussagegenauigkeit im Zehnjahreszeitraum proportional der sinkenden Zahl der nachverfolgten Behandlungspersonen abnehmen muß.

4.3.2 Stichprobenanalyse zur Generalisierbarkeit der Ergebnisse

Entsprechend der Bedeutung der stationären Behandlungsmorbidität für die Gesamtaussage der Untersuchung wurde die Vollständigkeit der Realisierung einer erforderlichen stationären psychiatrischen Betreuung in unserer territorial zuständigen Nervenklinik gezielt überprüft.

Zur Übersicht des Ausmaßes bezirksfremder Behandlungen von mit Hauptwohnsitz im Untersuchungsareal Ansässigen wurde eine Recherche seitens des Institutes für Planung und Organisation des Gesundheitswesens Magdeburg durchgeführt und dabei alle Fälle erfaßt, die jährlich außerhalb – und in welchem – Bezirk in den psychiatrischen, neurologischen und kinderneuropsychiatrischen Fachabteilungen seit dem Jahre 1979 behandelt wurden (frühere Recherchen waren nicht durchführbar) (Tabelle 21).

In einer veranlaßten weiteren Recherche dieses Instituts wurden für das Jahr 1986 die Zahl und die Behandlungseinrichtung der bei der Entlassung mit den IKK-Nummern 295 bis 298 Charakterisierten ausgewiesen: Es waren 20 von den insgesamt 51 Behandlungsfällen. Davon wurden 3 Diagnosen in einer Klinik für Innere Medizin und 2 auf einer neurologischen bezirksfremden Abteilung vergeben, 15 Diagnosenummern von psychiatrischen Einrichtungen; davon 6 seitens des Bezirkskrankenhauses Bernburg. Hier bestehen traditionell enge Beziehungen zum Einweisungskreis Staßfurt. Die anderen 9 Patienten wurden in verschiedensten über die DDR verstreuten Einrichtungen behandelt. 2 von ihnen wurden direkt in die Nervenklinik Haldensleben zur Weiterbetreuung verlegt, weitere 4 der insgesamt 20 wurden im Beobachtungszeitraum auch stationär in der hiesigen Nervenklinik behandelt. Daraus resultiert eine Zahl von – Korrektheit der Codierung auch fachfremder Einrichtungen vorausgesetzt – insgesamt 14 im Jahr mit den Diagnose-

Tabelle 21. Außerbezirkliche psychiatrische Behandlungsfälle von Patienten mit Hauptwohnsitz im Untersuchungsareal (beide Geschlechter, 1979–1986)

Herkunfts-kreis	Behandlungsjahr							
	1979	1980	1981	1982	1983	1984	1985	1986
Halberstadt	3	1	3	8	6	10	7	7
Haldensleben	2	2	4	5	5	3	8	5
Oschersleben	1	2	0	0	1	3	2	1
Staßfurt	6	4	5	5	12	13	9	16
Schönebeck	2	5	3	4	4	5	9	10
Wanzleben	4	2	2	3	2	2	1	3
Wernigerode	6	6	5	2	9	7	6	5
Zerbst	4	2	2	3	7	3	0	4
Summe	28	24	24	30	46	46	42	51

nummern 295–298 außerbezirklich Behandelter; dies entspricht einem Prozentsatz von 4,7% der in diesem Jahr unter dieser Klassifikation nervenklinisch in Haldensleben Behandelten. Eine wesentliche Einschränkung der Aussage kann daraus nicht resultieren. Den 31 nicht unter einer psychotischen Schlüsselnummer außerbezirklich Behandelten stehen im gleichen Zeitraum 933 in der Landesnervenklinik Behandelte gegenüber, entsprechend einem Prozentsatz von 3,3%. In einem zweiten Schritt wurde die innerbezirkliche stationäre Betreuung außerhalb des Einzugsbereiches überprüft. Die beiden großen Nervenkliniken Uchtspringe und Haldensleben betreuen nur in extremen Ausnahmefällen Patienten des wechselseitigen Einzugsbereiches, so daß hier auf eine detaillierte Untersuchung verzichtet werden konnte. Für den gesamten Zehnjahreszeitraum wurden jedoch die Unterlagen der Nervenklinik der Medizinischen Akademie Magdeburg auf die Behandlung aus dem Untersuchungsareal Stammender in der Psychiatrischen Abteilung hin untersucht. Die Behandlungsergebnisse werden in Tabelle 22 ausgewiesen:

Tabelle 22. Psychiatrische Behandlung aus dem Einzugsbereich der Landesnervenklinik Haldensleben stammender Personen in der Nervenklinik der Medizinischen Akademie Magdeburg (1977–1986)

Behandlungsjahr	Behandlungsfälle		im Untersuchungszeitraum auch in Haldensleben	
	Männer	Frauen	Männer	Frauen
1977	18	20	12	6
1978	23	19	14	12
1979	15	16	8	6
1980	14	8	8	2
1981	10	9	6	5
1982	7	12	4	5
1983	11	5	6	3
1984	13	10	5	2
1985	12	8	6	4
1986	15	7	11	3

Im gesamten Zehnjahreszeitraum wurden aus der Gruppe der Psychosen nur 4 Männer und 17 Frauen erfaßt, die nicht zugleich oder zu einem anderen Zeitpunkt in der Landesnervenklinik Haldensleben behandelt wurden. Auch diese geringen Abweichungen erscheinen vertretbar. Schließlich wurden diejenigen ermittelt, die in der neuropsychiatrischen Basisklinik Blankenburg unter den Diagnosenummern einer Psychose im Jahre 1986 behandelt wurden. Bei ihnen wurde durch namentlichen Vergleich festgestellt, wer im Untersuchungszeitraum nicht auch in der Landesnervenklinik Haldensleben in Behandlung war. Dies betraf 10 Fälle paranoider Psychosen (4 Männer, 6 Frauen) und 18 Fälle depressiver Psychosen

(4 Männer, 14 Frauen). Dies entspricht einem Gesamtanteil von 28 von 300 landesnervenklinisch mit Psychosen Behandelter und damit rund 9%. Die Aussage bei schizophrenen Psychosen wird weniger beeinträchtigt. Insgesamt resultiert aus den genannten Zahlen eine vorhersehbare Unterschätzung der wahren Behandlungsmorbidität von 10–12% pro Jahr.

4.3.3 Diagnosebezogene Analyse des Suizids psychiatrisch Behandelter

Die Zahl der Selbstmorde psychiatrisch Behandelter betrug im Zehnjahreszeitraum im Untersuchungsareal 255. Es wird gesondert nur auf die in der Behandlungsstatistik der Klinik bereits ausgewiesenen Diagnosen Bezug genommen, unter denen Selbstmorde auftraten (Tabellen 23 und 24).

Es ist ersichtlich:

1. Der Schwerpunkt des Suizidgeschehens innerhalb der neuropsychiatrischen Behandlungspopulation liegt bei der IKK-Klasse V „Psychische Krankheiten" und hier wiederum bei den paranoiden und depressiven Psychosen, die an den Gesamtsuiziden aller jemals stationär Behandelten bei den Frauen mit 68% und bei den Männern mit 29% beteiligt sind. Die Geschlechtsdifferenz ist erheblich, sagt jedoch nichts über die relative Gefährdung beider Geschlechter aus.

Tabelle 23. Selbstmorde stationär neuropsychiatrisch behandelter Patienten nach Diagnosen und Sterbejahr (männlich, 1977–1986)

Diagnosen der IKK	Sterbejahr										
	'77	'78	'79	'80	'81	'82	'83	'84	'85	'86	Summe
Alterspsychosen	-	-	-	-	-	-	-	-	-	1	1
Schizophrenien	1	1	3	4	2	1	2	2	2	3	21
Affektpsychosen	1	-	3	2	-	3	1	2	1	-	13
Sonstige Psychosen	1	-	-	-	2	-	-	1	2	2	8
Neurosen	1	-	1	-	4	-	2	-	-	1	9
Psychopathien	-	-	1	-	-	-	1	-	-	-	2
Alkoholismus	4	5	6	10	8	5	3	9	5	4	59
Alkoholmißbrauch	-	-	-	-	-	-	-	1	2	1	4
Anpassungsstörung	1	-	-	-	-	-	1	-	3	-	5
Oligophrenie (317)	-	-	-	-	-	2	-	-	-	-	2
Oligophrenie (318)	-	-	1	-	-	-	-	-	-	-	1
Epilepsien	2	1	-	-	-	-	-	1	-	-	4
Wirbelsäulen-/ Rückenerkrankung	-	-	-	-	-	-	-	-	1	1	2
alle anderen stationären Pat.	3	-	-	1	1	-	2	5	3	4	19
Summe	14	7	15	17	17	11	12	21	19	17	150

Tabelle 24. Selbstmorde stationär neuropsychiatrisch behandelter Patienten nach Diagnosen und Sterbejahr (weiblich, 1977–1986)

Diagnosen der IKK	Sterbejahr										
	'77	'78	'79	'80	'81	'82	'83	'84	'85	'86	Summe
Alterspsychosen	–	–	–	1	–	–	2	–	–	–	3
Schizophrenien	3	4	4	3	4	4	2	1	1	4	30
Affektpsychosen	3	2	1	1	3	6	3	–	3	4	26
Paranoide Zustände	–	1	2	2	1	4	–	–	1	–	11
Sonstige Psychosen	–	–	1	1	–	1	–	–	–	–	3
Neurosen	–	–	–	1	–	1	–	–	–	1	3
Psychopathien	–	–	1	–	–	1	–	–	1	–	3
Alkoholismus	–	–	1	–	–	2	–	–	1	1	5
Streßreaktion	–	–	1	–	–	–	–	–	–	–	1
Epilepsien	–	–	–	–	–	2	–	–	–	–	2
alle anderen stationären Pat.	2	3	1	3	2	1	2	–	3	1	18
Summe	8	10	12	12	10	22	9	1	10	11	105

2. Der Alkoholismus ist bei den Männern die Selbstmordursache Nummer eins mit einem Anteil von 39% an den gesamten Selbstmorden, er übertrifft an Bedeutung die paranoiden und depressiven Psychosen.
3. Alle übrigen Diagnosegruppen können in keine weitergehende epidemiologische Analyse einbezogen werden. Hier ist nur eine Betrachtung auf der Einzelfallebene möglich.

Ein Suizidrisikovergleich der Diagnosegruppen verbietet sich auf dieser Bearbeitungsebene sowohl wegen der unterschiedlichen Behandlungsfall-Personen-Relationen als auch der systematischen Differenzen der Altersstruktur der Diagnosegruppen – beispielsweise der erheblichen Unterschiede zwischen dem Durchschnittsalter der Gruppe der „Organischen Psychosen" gegenüber den „Neurotikern".

Jede über die Einschätzung der Größenordnung hinausgehende diagnosebezogene Analyse setzt darüber hinaus die Bezugnahme auf den Zeitpunkt nach Entlassung aus der stationären Betreuung voraus; zu den einer Diagnosegruppe zugeordneten Suiziden tragen diejenigen bei, die

– erstmalig stationär behandelt und vollständig nachverfolgt wurden,
– erstmalig vor dem 1. 1. 1977 erkrankten, jedoch mit Rezidiv im Untersuchungszeitraum wiedereingeliefert wurden und sich in der Folge suizidierten und
– schließlich auch diejenigen, die erst-, gegebenenfalls auch mehr- und vielmalig vor Beginn des Erfassungszeitraums stationär behandelt, jedoch niemals im Ereigniszeitraum erfaßt wurden.

Über das Verhältnis dieser Anteile bei den einzelnen diagnostischen Gruppen liegen keine systematischen Untersuchungen vor. Es ist aber a priori wahrscheinlich, daß die Anteile bei den einzelnen Diagnosegruppen unterschiedlich sind und

- von den krankheitsimmanenten – bzw. einweisungsmodalitätsbedingten – Rezidivraten mitbestimmt werden: hohe Rezidivraten führen im Zehnjahreszeitraum zu einer großen Erfassungswahrscheinlichkeit, wie etwa bei den Schizophrenien, niedrige zu einer geringen Erfassungswahrscheinlichkeit;
- vom Einweisungsverhalten modifiziert und mitbestimmt werden, und zwar vom medizinischen Einweisungsverhalten und von der krankenseitigen Einweisungsbereitschaft;
- sowie vom Ausmaß der konkurrierenden Mortalitätsrisiken, die wiederum krankheitsbedingt erhöht sein können (wie beispielsweise beim Alkoholismus annehmbar), dem natürlichen Sterbeverhalten entsprechen können, das sich poststationär bei Diagnosegruppen mit unterschiedlichen Erkrankungsgipfeln im Lebenszeitraum unterscheiden muß und auch vom unfallbedingten Sterberisiko determiniert wird;
- und das schließlich vom Wanderungsverhalten der einzelnen Diagnosegruppen mitbestimmt wird.

Erforderlich ist daher bei der Suizidanalyse die Bezugnahme auf den Krankheitsverlauf und seine klinische Behandlungsbedürftigkeit.

4.3.4 Zeitverlaufsanalyse suizidalen Verhaltens psychiatrisch Behandelter

Die zeitliche Beziehung zwischen dem Selbstmord neuropsychiatrisch Behandelter und ihrer Entlassung ist auch deshalb von großer Bedeutung, weil sich danach die Möglichkeit einer realisierbaren Prävention und natürlich auch Recherche bestimmt. Die Abb. 7 weist diesen Zusammenhang für die Gesamtheit aller Patienten – ohne die innerklinischen Suizide – nach.

Geschlechts- und diagnosebezogene Betrachtung der ersten 30 poststationären Betreuungsmonate zeigen diese Zusammenhänge noch deutlicher (Tabelle 25).

Diese Zahlen, die auf der Identifizierung aller zu irgendeinem Zeitpunkt vorbehandelter Suizidenten in dem 10-Jahreszeitraum fußen, repräsentieren quasi einen schmalen „Fensterblick" auf das poststationäre Selbstmordgeschehen der Diagnosegruppen. Für alle Behandlungskohorten und das Gesamt der ihnen entstammenden Suizidenten zeigen dies die Tabellen 26 und 27.

Aus diesen Analysen folgen grundsätzliche Aussagen das poststationäre Selbstmordverhalten und seine Untersuchbarkeit betreffend:

1. Die Zahlen unterstützen nachdrücklich die Feststellung, daß „für den Patienten nichts so gefährlich ist wie die Entlassung" (Finzen). Dies betrifft die Hauptdiagnosegruppen in besonderem Maße. Innerhalb der vermutbar multifaktoriellen Genese kommt der Klärung der Frage besondere Bedeutung zu, inwieweit das gehäufte poststationäre Selbstmordgeschehen unmittelbar Ausdruck schicksalhaft-unbeeinflußbarer Krankheitsverläufe ist und Grenzen psychiatrischer Ein-

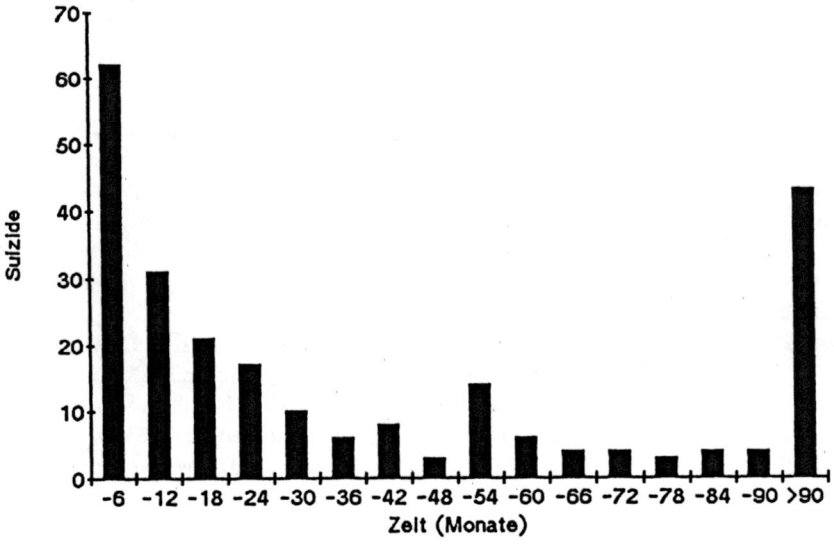

Abb. 7. Zeitraum zwischen Selbstmord und Entlassung in Monaten (n = 244)

Tabelle 25. Zeitraum zwischen letztmaliger stationärer neuropsychiatrischer Behandlung und Selbstmord, diagnose- und geschlechtsbezogene Analyse

Diagnosegruppen	Monate nach der Entlassung									
	-3	-6	-9	-12	-15	-18	-21	-24	-27	-30
Alkoholkranke männlich	7	5	3	3	2	2	2	4	0	4
Alkoholkranke weiblich	0	0	0	1	0	0	0	0	0	1
Depressive männlich	4	1	0	0	1	1	1	0	0	0
Depressive weiblich	6	2	1	0	1	1	0	1	0	0
Paranoide männlich	9	1	1	2	1	1	1	0	0	0
Paranoide weiblich	9	5	6	1	1	3	0	0	2	0
Sonstige männlich	8	0	5	4	1	1	2	2	1	1
Sonstige weiblich	3	2	3	1	3	2	2	2	1	0
Summe	46	16	19	12	10	11	8	9	4	6

flußnahmemöglichkeiten aufzeigt oder ob eine Optimierung von Betreuungsmodalitäten Raum hat und eine Reduzierung dieser hohen Suizidletalität denkbar ist.

2. Jede über den Einzelfall hinausgehende wissenschaftliche Untersuchung muß sich notwendigerweise auf zahlenkräftiges Beweismaterial stützen, damit setzen die Zahlen gewissermaßen eine natürliche Grenze für den einzubeziehenden

Tabelle 26. Zusammenhang zwischen Letztbehandlungs- und Sterbejahr männlicher neuropsychiatrischer Patienten (n = 150)

Zurückliegende letzte Behandlung	Diagnosegruppen			
	Depressive	Alkoholiker	Paranoide	Sonstige
bis zu 5 Jahre	11	42	21	32
bis zu 10 Jahre	4	7	4	8
bis zu 15 Jahre	0	6	1	1
bis zu 20 Jahre	2	4	0	5
über 20 Jahre	2	0	0	0
Summe	19	59	26	46

Tabelle 27. Zusammenhang zwischen Letztbehandlungs- und Sterbejahr weiblicher neuropsychiatrischer Patienten (n = 105)

Zurückliegende letzte Behandlung	Diagnosegruppen			
	Depressive	Alkoholiker	Paranoide	Sonstige
bis zu 5 Jahre	20	2	32	21
bis zu 10 Jahre	3	3	9	5
bis zu 15 Jahre	0	0	0	1
bis zu 20 Jahre	3	0	0	1
über 20 Jahre	2	0	1	2
Summe	28	5	42	30

Nachbetreuungszeitraum. Sie ist für die Ausgangsgruppe mit etwa 18 Monaten anzusetzen; danach werden die Ereignisse seltener, zugleich sind Veränderungen der Betreuungsmodalitäten schwieriger zu erfassen.
3. Prinzipiell bleibt die Suizidprävention bei den klinisch Behandelten natürlich eine längerfristige Aufgabe auch als integraler Bestandteil besonders nervenärztlicher Arbeit. Sinnvoll ist eine Konzentration der begrenzten Mittel und das besondere Augenmerk auf den unmittelbaren Nachbetreuungszeitraum von etwa 1 1/2 bis 2 Jahren.
4. Von 68 Suizidenten mit der psychiatrischen Diagnose eines „paranoiden Syndroms" befanden sich nur zwei in den 10 Jahren vor dem Suizid nicht in stationärer psychiatrischer Behandlung. Statistisch ist dieser Zusammenhang nicht aufarbeitbar, angesichts der hohen Suizidraten in der Bevölkerung

erscheint jedoch die Schlußfolgerung zulässig, daß sich das langfristige Schicksal Schizophrener bereits im jüngeren Lebensalter entscheidet; war 10 Jahre keine stationäre Behandlung erforderlich, ist die Suizidgefährdung nicht mehr höher als in der Durchschnittsbevölkerung. Aus wissenschaftlicher Sicht kann zugleich gefolgert werden, daß ein Übersichtszeitraum von 10 Jahren postklinischen Verlaufs für die Analyse wesentlicher Aspekte des suizidalen Verhaltens Schizophrener ausreichend ist.

5. Demgegenüber lagen bei 9 von 47 Depressiven, die sich suizidierten, mehr als 10 Jahre zwischen der letzten Behandlung und dem Suizid. Im Zusammenhang mit der Sterbealterstatistik kann daraus gefolgert werden, daß hier auch im hohen Lebensalter eine Tendenz zur Problemlösung mittels Selbstmord bestehenbleibt.

6. Alkoholiker sind demgegenüber zwar verstärkt nach der Entlassung, jedoch noch längerfristiger als die Schizophrenen und in der Zeit vergleichsweise kontinuierlich gefährdet.

Tabelle 28. Selbstmorde nach Sterbealter und neuropsychiatrischer Vorbetreuung (männlich, 1977–1986)

Alter in Jahren	nervenklinisch vorbehandelt					
	Suizide gesamt	vorbe- handelt	Anteil in %	davon alkohol- krank	davon „paranoid Kranke"	davon „depressiv Kranke"
5	1	0	0	0	0	0
10	8	0	0	0	0	0
15	35	3	8,6	0	2	1
20	58	5	8,6	0	2	0
25	91	9	9,9	1	2	2
30	71	18	25,4	7	5	0
35	80	20	25,5	7	6	1
40	113	24	21,2	13	3	1
45	109	21	19,2	15	2	3
50	99	17	17,2	7	2	2
55	76	16	21,1	8	1	2
60	65	3	4,6	0	1	0
65	70	4	5,7	1	0	3
70	99	3	3,0	0	0	1
75	109	6	5,5	0	0	2
80	86	1	1,2	0	0	1
85	38	0	0	0	0	0
90	15	0	0	0	0	0
Summe	1223	150	12,2	59	26	19

Tabelle 29. Selbstmorde nach Sterbealter und neuropsychiatrischer Vorbetreuung (weiblich, 1977–1986)

Alter in Jahren	nervenklinisch vorbehandelt				
	Suizide gesamt	vorbe-handelt	Anteil in %	davon „paranoid Kranke"	davon „depressiv Kranke"
5	0	0	0	0	0
10	7	0	0	0	0
15	14	1	7,1	0	0
20	20	1	5	0	0
25	22	3	13,6	3	0
30	15	5	33,3	3	0
35	23	4	17,4	4	0
40	32	7	21,9	4	1
45	44	15	34,1	6	3
50	62	16	25,8	8	3
55	67	13	19,4	6	5
60	62	13	21,0	5	6
65	82	11	13,4	0	4
70	112	8	7,1	2	3
75	81	6	7,4	1	2
80	48	2	4,2	0	1
85	20	0	0	0	0
90	7	0	0	0	0
Summe	718	105	14,6	42	28

4.3.5 Die sozialmedizinische Bedeutung des Suizids neuropsychiatrisch Behandelter

Von den 1223 männlichen Suizidenten waren 150, rund 12%, von 718 Frauen 105, rund 14%, zu irgendeinem Zeitpunkt vorher in klinisch-neuropsychiatrischer Behandlung in der Landesnervenklinik Haldensleben. Eine über diese summarischen Angaben hinausgehende differenzierte Einschätzung erlaubt erst die altersstrukturbezogene Sicht (Tabellen 28 und 29).

Aus diesen Ergebnissen geht hervor:
1. Die Bedeutung des Selbstmordes ehemals neuropsychiatrisch Behandelter – und damit die Bedeutung klinisch behandlungsbedürftiger psychiatrischer Krankheitssyndrome – ist in den einzelnen Altersgruppen unterschiedlich. Sie spielt eine verhältnismäßig untergeordnete Rolle bei alten Menschen. Ihr unmittelbarer Einfluß läßt sich im Rahmen der vorliegenden Untersuchung nicht exakt messen, da die sich im hohen Alter Suizidierenden mehrheitlich Behandlungskohorten angehören, die vor Beginn des Erfassungszeitraumes am 1. 1. 1977

betreut wurden und über deren Alterscharakteristik und das Ausmaß zwischenzeitlich einwirkender „konkurrierender Sterberisiken" keine zuverlässigen Ergebnisse vorliegen.

2. Die Unterschiede in der Altersstruktur der Suizidenten zwischen den einzelnen
   Diagnosegruppen sind auffällig. Depressive Männer und depressive Frauen
   haben ein durchschnittlich deutlich höheres Suizidsterbealter gegenüber den
   paranoiden Syndromen. Dem Selbstmord Schizophrener kommt eine größere
   sozialmedizinische Bedeutung als dem Depressiver unter den gegenwärtigen
   Betreuungsmodalitäten insofern zu, als er einen absolut größeren Anteil mit
   niedrigerem Suizidalter stellt.

3. Von den männlichen Gesamtselbstmorden entfallen 2,1%, von den weiblichen
   5,8% auf ehemalige schizophrene Patienten. Diese Zahlen erscheinen verhältnismäßig gering, betreffen jedoch gerade das junge bis mittlere Lebensalter. Die
   Anteile im Leistungsalter vom 20. Lebensjahr bis zum Eintreten der Altersrente
   liegen noch höher und betragen für schizophrene Männer 3,1%, für schizophrene Frauen sogar 9,1%.

4. Der Gesamtanteil Vorbehandelter im Leistungsalter liegt bei konstanten Zahlen
   zwischen 20 und 25%. Die Größenordnung ist bei Männern und Frauen gleich,
   wenngleich die einzelnen Krankheitsgruppen infolge des Überwiegens der
   alkoholkranken Männer sich in ihrem Gewicht für das Suizidgeschehen
   unterscheiden. Es kann kein Zweifel daran bestehen, daß die „wahre" Bedeutung
   von neuropsychiatrischen Erkrankungen für das Selbstmordgeschehen in der
   Bevölkerung noch weit höher liegt. Die Behandlungsinzidenz bildet die „wahre"
   Inzidenz der Diagnosegruppen unterschiedlich exakt ab. Nach Expertenmei-
   nung stimmen beide bei den schizophrenen Erkrankungen am besten und
   weitgehend überein, sie kann hier als hinlänglich genaue Schätzung der wahren
   Erkrankungsinzidenz betrachtet werden (Eaton 1986, Häfner und An der
   Heiden 1985).

5. Auf dieser Basis kann unter Zugrundelegung der kumulativen Inzidenzen bis
   zum 59. Lebensjahr (vgl. 4.4.2) daher die Aussage abgeleitet werden, daß nicht
   nur durchschnittlich 0,5% der männlichen und 0,8% der weiblichen Bevölkerung im Einzugsgebiet stationär erstmalig wegen einer paranoiden Psychose
   behandelt werden, sondern auch daran erkranken; dieser Anteil entspricht etwa
   dem in internationalen Untersuchungen gefundenen. Diese 0,5% der Männer
   zeichnen für 2,1% der Selbstmorde, die 0,8% der Frauen für 5,9% der
   Selbstmorde verantwortlich. Jeder 200. Mann erkrankt an einer paranoiden
   Psychose, jeder 50. Suizidtote ist einer dieser ehemaligen Klinikpatienten; jede
   120. Frau erkrankt daran, jede 18. Suizidtote ist eine dieser ehemaligen
   Klinikpatientinnen.

Die Bedeutung des Selbstmordes neuropsychiatrisch betreuter Klinikpatienten
in ihrer Auswirkung auf das Lebenszeitsuizidrisiko der Gesamtbevölkerung wird
über die Veränderung der kumulativen Selbstmordrisiken erkennbar (Abb. 8 und
9).

Es wird deutlich, daß ohne die Einbeziehung der psychiatrisch Vorbehandelten
die 1-Prozent-Suizidmarke der Bevölkerung bei Männern nicht mehr zwischen dem

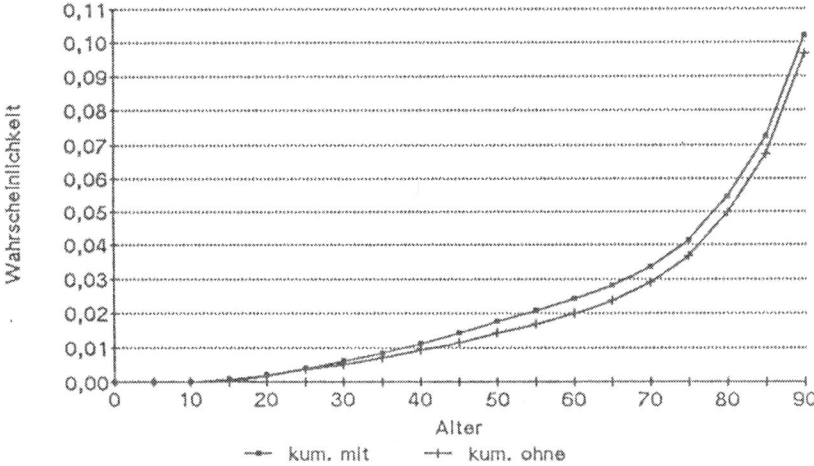

Abb. 8. Kumulatives Suizidrisiko für die Gesamtbevölkerung des Untersuchungsareals mit und ohne Einbeziehung der ehemaligen Patienten (männlich, Zehnjahresmittelwerte)

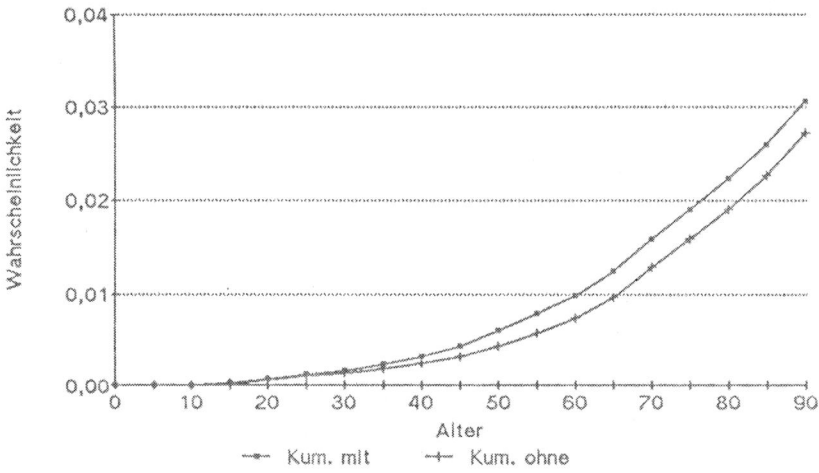

Abb. 9. Kumulatives Suizidrisiko für die Gesamtbevölkerung des Untersuchungsareals ohne und mit Einbeziehung der ehemaligen Patienten (weiblich, Zehnjahresmittelwerte)

35. und 40., sondern erst zwischen dem 40. und 45., bei Frauen nicht mehr zwischen dem 60. und 65., sondern erst zwischen dem 65. und 70. Lebensjahr erreicht wird. Für die Gesamtbevölkerung ergibt sich ein deutlich flacherer Anstieg der Kurve mit einer Rechtsverschiebung um etwa 5 Jahre ab dem 40. Lebensjahr.

Der Senkung der Selbstmordraten bei der klinisch vorbehandelten neuropsychiatrischen Population, insbesondere bei den drei Hauptrisikogruppen Alkoholkranke, paranoide Syndrome und depressive Syndrome, kommt somit eine über

61

den zahlenmäßigen Anteil dieser Personen in der Bevölkerung weit hinausgehende sozialmedizinische Bedeutung zu.

4.3.6 Die Exzeßmortalität Paranoider, Depressiver und Alkoholkranker

Das poststationäre Schicksal der im Untersuchungszeitraum erstbehandelten Patienten nach Diagnosegruppen und Entlassungskohorten am Stichtag 1. 1. 1987 ergibt sich aus den Tabellen 30 a–c.

Die Nachverfolgung war dank der Hilfestellung der Behörden nahezu hundertprozentig, nur fünf schizophrene Frauen und zwei schizophrene Männer waren retrospektiv nicht auffindbar.

In Analogie zu einer Vielzahl von vorangegangenen bekannten Arbeiten ist aus diesen Daten die Berechnung proportionaler Anteile des Suizids einmal an den Todesursachen, zum zweiten am Lebensschicksal möglich. In der „positiven Variante" werden dabei die „verzogenen" als lebend, in der „negativen Variante" als möglicherweise tot angenommen und nicht berücksichtigt. Durch Bezugnahme auf unterschiedliche Entlassungskohorten wird die grundsätzliche Bedeutung des Zeitfaktors exemplifiziert (Tabellen 31 und 32).

Das Sterberisiko wird in den Tabellen 33a–c in der Gegenüberstellung von Erwartungs- und Beobachtungswerten für jedes Jahr in der Aufgliederung nach Krankheitsgruppen ausgewiesen.

Tabelle 31. Anteil des Suizids am Nachverfolgungsstatus der drei Risikopopulationen, ohne weibliche Alkoholkranke

| Bezugsgröße und Bezugszeitraum | Anteil der Suizidierten in % | | | | |
| | Männer | | | Frauen | |
	Para-noide	Depres-sive	Alkohol-kranke	Para-noide	Depres-sive
Ausgangspopulation (incl. Verzogene) bis 1.1.1987	7,7	11,8	3,8	5,8	3,3
Ausgangspopulation (ohne Verzogene) bis 1.1.1987	8,3	12,6	3,9	6,0	3,4
Kohorten 1977 + 1978 (ohne Verzogene) bis 1.1.1987	17,6	15,8	5,3	15,1	4,5
Kohorten 1984 + 1985 (ohne Verzogene) bis 1.1.1987	3,4	10,0	2,0	1,8	2,4

Tabellen 33 a–c. Erwartete und beobachtete Sterblichkeit nach Ersterkrankung, alle Ursachen (e) und Suizid (s), (jahrweise)

Zeitraum nach der Entlassung in Jahren	männlich				weiblich			
	erwartet (e)	erwartet (s)	beobachtet		erwartet (e)	erwartet (s)	beobachtet	
			natür-lich	Sui-zid			natür-lich	Sui-zid
a) *Paranoide Psychosen*								
0	0,55	0,08	2	8	0,67	0,05	4	6
1	0,49	0,07	1	2	0,65	0,05	1	5
2	0,47	0,06	2	0	0,59	0,04	4	2
3	0,41	0,06	2	1	0,55	0,04	1	0
4	0,34	0,05	0	1	0,54	0,03	1	1
5	0,28	0,04	1	1	0,50	0,03	0	2
6	0,18	0,02	1	0	0,45	0,02	1	0
7	0,14	0,02	0	2	0,34	0,02	0	0
8	0,07	0,01	0	1	0,21	0,01	0	1
9	0,02	0	0	0	0,07	0	0	0
Summe	2,95	0,41	9	16	4,57	0,29	12	17
b) *Depressive Syndrome*								
0	0,44	0,05	4	8	0,98	0,06	4	4
1	0,39	0,04	3	2	0,96	0,06	1	1
2	0,36	0,03	1	0	0,96	0,05	2	0
3	0,32	0,03	1	2	0,91	0,05	2	1
4	0,27	0,02	1	0	0,77	0,04	1	2
5	0,24	0,02	0	0	0,65	0,03	1	1
6	0,19	0,01	0	1	0,53	0,02	0	0
7	0,14	0,01	0	0	0,41	0,02	1	0
8	0,11	0,01	1	0	0,25	0,01	0	0
9	0,04	0	0	0	0,08	0	0	0
Summe	2,50	0,22	11	13	6,50	0,34	12	9
c) *Alkoholkranke*								
0	2,30	0,28	16	10	0,17	0,01	0	0
1	2,06	0,24	15	6	0,16	0,01	1	0
2	1,89	0,20	7	3	0,14	0,01	2	0
3	1,67	0,17	9	1	0,13	0,01	0	0
4	1,38	0,14	7	1	0,11	0,01	0	0
5	1,17	0,11	5	0	0,10	0,01	0	0
6	0,95	0,09	4	0	0,10	0,01	0	0
7	0,70	0,06	3	0	0,09	0,01	0	0
8	0,42	0,03	0	0	0,07	0	1	0
9	0,10	0,01	0	0	0,02	0	0	0
Summe	12,64	1,33	66	21	1,09	0,08	4	0

7. Paranoide und Depressive sind hinsichtlich ihrer Suizidgefährdung beide als Risikogruppen einzustufen, jedoch haben die Krankheiten einen geschlechtsdifferent unterschiedlichen Einfluß: Die paranoid-psychotische Erkrankung beeinträchtigt stärker das weibliche Geschlecht, die depressive stärker das männliche.

4.3.7 Der Unfalltod neuropsychiatrischer Patienten und seine sozialmedizinische Bedeutung

Im Untersuchungsareal verstarben im Zehnjahreszeitraum in der Kategorie „nichtfremdverschuldeter Unfall" 251 Frauen und 416 Männer. Der Geschlechtsunterschied des Anteils davon stationär neuropsychiatrisch Vorbehandelter ist augenfällig: 6 Frauen entsprechend 2,4%, dagegen 43 Männer entsprechend 10,3% waren vorher in der Landesnervenklinik Haldensleben. Genauso deutlich ist der Unterschied bei den Entlassungsdiagnosen: Bei den Frauen waren 2 vordem als „Depression" behandelt worden, einmal lag eine Debilität vor, einmal eine Psychose im Senium, 2 waren suchtkrank. Aus diesen kleinen Zahlen läßt sich eine Gefährdung einzelner Diagnosegruppen nicht ableiten. Bei den Männern dagegen waren 31 und damit 7,5% der Gesamtunfalltoten im Untersuchungsareal ehemals klinisch behandelte Alkoholkranke, im Alter vom 20. Lebensjahr bis zum Renteneintritt sind es 13,6% (Abb. 10)! Die übrigen 12 verteilen sich auf die unterschiedlichsten Diagnosen.

Die Betrachtung des Unfallmechanismus und der Rolle des Alkohols dabei macht deutlich, daß in der Tat ein unmittelbarer inhaltlicher Zusammenhang mit der einstigen Behandlungsbedürftigkeit in der Mehrzahl nachzuweisen ist: Von 31 vorbehandelten Alkoholkranken verstarben 7 an Äthanolvergiftung (mit 4,0; 4,1; 4,3; 4,7; 4,9; 5,0 und 5,9 mg/g Blutalkoholkonzentration), 3 erfroren, 4 ertranken, 2 verstarben an einer Gasvergiftung, die restlichen 15 stürzten auf Treppen, in der Badewanne, vom Baum, vom Fahrrad, in der Wohnung und auf der Straße zu Tode.

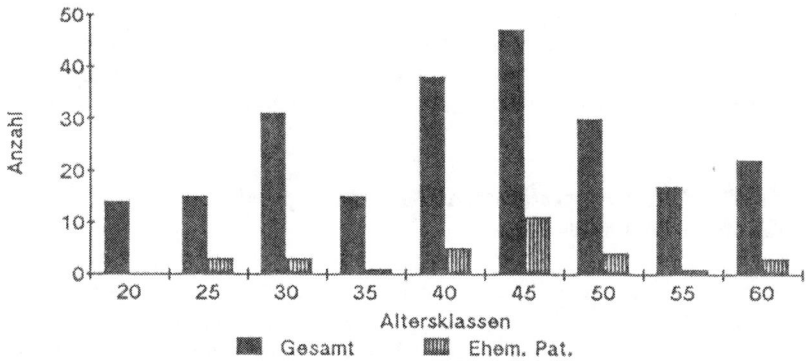

Abb. 10. Anteil klinisch bekannter Alkoholkranker an der Unfallsterblichkeit der einzelnen Altersgruppen im Zehnjahreszeitraum

Bei insgesamt 21 von ihnen wurden Blutalkoholspiegel zwischen 1,9 und 5,9 mg/g festgestellt; bei 6 wurde kein Alkohol im Blut nachgewiesen, und 4 wurden nicht obduziert bzw. darauf untersucht. Mehrheitlich waren es also Nichtabstinente, therapieerfolgsbezogen eine negative Auslese. Die Tatsache, daß diese Unfallmechanismen einschließlich des hohen Prozentsatzes von Alkoholbeeinflussung auch bei einer Vielzahl anderer, jedoch nicht klinisch bekannter Unfallopfer zu beobachten waren, läßt Raum für die Vermutung, daß der hohe Anteil ehemals Behandelter lediglich eine Indikatorfunktion hinsichtlich der Relevanz des Teilfaktors „Alkoholismus" in der Pathogenese des nichtfremdverschuldeten Unfalls hat. Für das Überleben der klinischen Behandlungspopulation der Alkoholkranken spielt das Unfallgeschehen eine fast so wichtige Rolle wie der Selbstmord.

In den Akten der Staatsanwaltschaft fanden sich 182 männliche und 26 weibliche tödlich ohne Fremdschuld verunfallte Verkehrsteilnehmer aus dem Untersuchungsareal. Bei den Männern überwogen Kradfahrer (43) vor Mopedfahrern (42), Fahrradfahrern (28), Fußgängern (27) und PKW-Fahrern (14), bei den Frauen Fußgängerinnen (14). Keine Frau und 3 Männer waren jemals vordem stationär in der Landesnervenklinik Haldensleben, einer der Männer wegen einer Persönlichkeitsstörung, zwei wegen Alkoholismus. Die tödlichen Verkehrsunfälle ereigneten sich zwischen 1 und 5 Jahren nach der Entlassung. Der Unfallmechanismus läßt bei allen einschließlich der ehemaligen Alkoholiker einen intendierten Suizid unwahrscheinlich erscheinen: Ein ehemaliger Patient verunfallte mit dem Fahrrad bei einem Blutalkoholgehalt von 3,0 mg/g auf einer Hauptstraße nach Überfahren eines Stoppschildes, ein zweiter wurde mit einem Blutalkoholgehalt von 3,0 mg/g in der Abbauphase auf dem Rücken liegend auf einer Straße überfahren, der dritte mit einem Beiwagenmotorrad aus einer scharfen Rechtskurve getragen. Ein maßgeblicher Anteil „maskierten" Suizids läßt sich unter den tödlichen Alleinunfällen mittels der Identifikation klinisch vorbehandelter Psychiatriepatienten nicht nachweisen. Die Polizei identifizierte in diesem Zeitraum einen sicheren Suizid durch Fahrzeugführer. Er zeigt hinsichtlich der nachweisbaren Motiv- und Affektlage in der Mischung aus Auto- und Fremdaggression „klassische" Züge: Die Geliebte hatte sich von dem Geschiedenen 40jährigen getrennt, er „konnte sich nicht vorstellen, daß sie einem anderen gehören würde". Am Morgen des Tattages versuchte er erfolglos, sie unter Vorspiegelung falscher Tatsachen erfolglos zu einer gemeinsamen Motorradfahrt zu überreden, Stunden später raste er mit dem Krad gegen die Wand ihres Hauses. Im mitgeführten Abschiedsbrief verfügte er testamentarisch, daß einzig seine ehemalige Geliebte „allein alles zu regeln hat".

4.3.8 Die Gefährdung der psychiatrischen Behandlungspopulation während des stationären Aufenthaltes

Im Untersuchungszeitraum ereigneten sich 11 innerklinische Suizide, davon waren 5 Männer und 6 Frauen. Diagnostisch überwogen Schizophrene, unter den Suizidenten dieser Diagnosegruppe waren 5 Frauen. Zwei Patienten wurden wegen depressiver Syndrome stationär behandelt, je einer wegen Alkoholismus, Persönlichkeitsstörung und neurotischer Persönlichkeitsstruktur. Nur letzterer befand sich erstmalig in klinischer Behandlung; alle anderen waren wenigstens einmal vorher stationär betreut worden, maximal elfmal. Für die Überlebensdaueranalyse der Risikopopulationen folgt daraus, daß sich die berechneten Werte auf den rein poststationären Verlauf nach Erstbehandlung beziehen.

4.4 Die Übersterblichkeit der Risikogruppen und ihr Bedingungsgefüge

4.4.1 Die poststationäre Überlebensfunktion Alkoholkranker

Die Gesamtzahl der nachverfolgten erstbehandelten Alkoholkranken betrug 626. Davon waren 68 Frauen, rund 10,9%. Vier von ihnen schieden durch Todesfälle aus der Studie aus. Ausgangspopulation und Ausfallrate erlauben keine sinnvolle Kaplan-Meier-Schätzung.

Von der männlichen Population verstarben insgesamt 87, davon 21 durch Selbstmord, 16 durch „nichtfremdverschuldeten Unfall" und 50 durch „natürliche" Ursachen (Abb. 11).

Den zeitlichen Verlauf des Sterbens der Alkoholikerpopulation zeigt in der Darstellung der Überlebenswahrscheinlichkeiten eines Zeitintervalles einschließlich der Konfidenzintervalle entsprechend den im Anhang aufgeführten Kaplan-Meier-Schätzungen die Abb. 12.

Es wird ersichtlich:
1. Bereits nach 12 Monaten ist fast jeder 20. Entlassene verstorben, nach 24 Monaten jeder 10. Entlassene. Der Alkoholismus kann aus mortalitätsstatistischer Sicht damit als eine Krankheit beschrieben werden, die von Beginn der klinischen Diagnosestellung an ein hohes Übersterblichkeitsrisiko trägt, das sich verhältnismäßig linear über die poststationäre Zeit verteilt. Da das Suizidrisiko – vgl. 4.3.6 – in diesem Zeitraum abnimmt, müssen die beiden anderen Ursachengruppen dies ausgleichen.

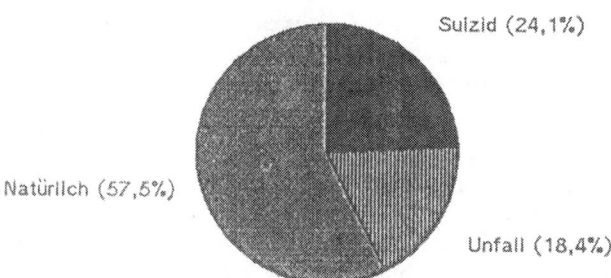

Abb. 11. Anteil der Todesursachengruppen an der Gesamtsterblichkeit der Alkoholikerpopulation

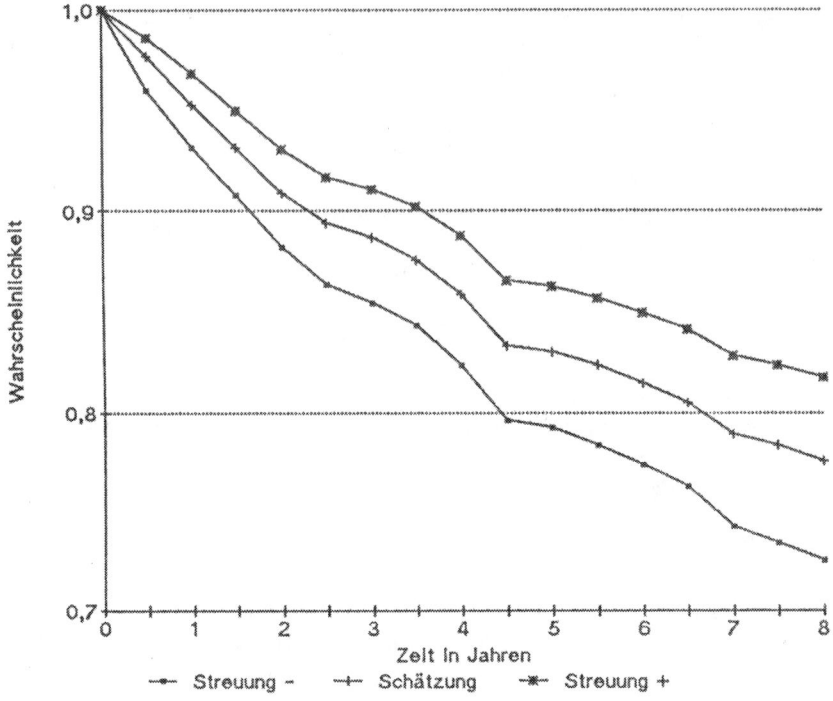

Abb. 12. Poststationäre Überlebenswahrscheinlichkeit erstbehandelter männlicher Alkohol-kranker, alle Todesursachen, mit 95%-Konfidenzintervallen

2. In wissenschaftlicher Hinsicht steckt dieses Mortalitätsgeschehen den Rahmen für alle Langzeit- und Prospektivstudien ab: Die Möglichkeit der Evaluation von jedweden Therapieverfahren und die Aussagemöglichkeit von Längsschnittstudien, soweit sie sich auf einen Prä-Post-Vergleich beziehen bzw. nicht als Entscheidungskriterium das Sterbeereignis selber miteinbeziehen, werden durch dieses Mortalitätsgeschehen in hohem Maße relativiert. Nach 10 Jahren sind 23% der Population, mit 95%iger Wahrscheinlichkeit zwischen 19 und 28,5%, verstorben. Aus klinischer Sicht ist wahrscheinlich, daß bestimmte Untergruppen (in einer Überrepräsentation von Nichtabstinenten, wie sie die oben dargelegten Unfall- und Selbstmordumstände belegen, und/oder toxisch Organgeschädigten) ein noch weit höheres Mortalitätsrisiko tragen. Ihre Nichtberücksichtigung als „drop out" muß zu einer ungerechtfertigt positiven Einschätzung der Suchtkrankenprognose führen.

Die Überlebenswahrscheinlichkeit in Abhängigkeit vom Entlassungsalter zeigt die Abb. 13.

Es wird erkennbar, daß die ältere Gruppe der Suchtkranken naturgemäß ein höheres Sterberisiko für Suizid und alle anderen Todesursachen trägt, die Kurven für die „Nichtsuizidüberlebenswahrscheinlichkeit" laufen jedoch 3 1/2 Jahre prak-

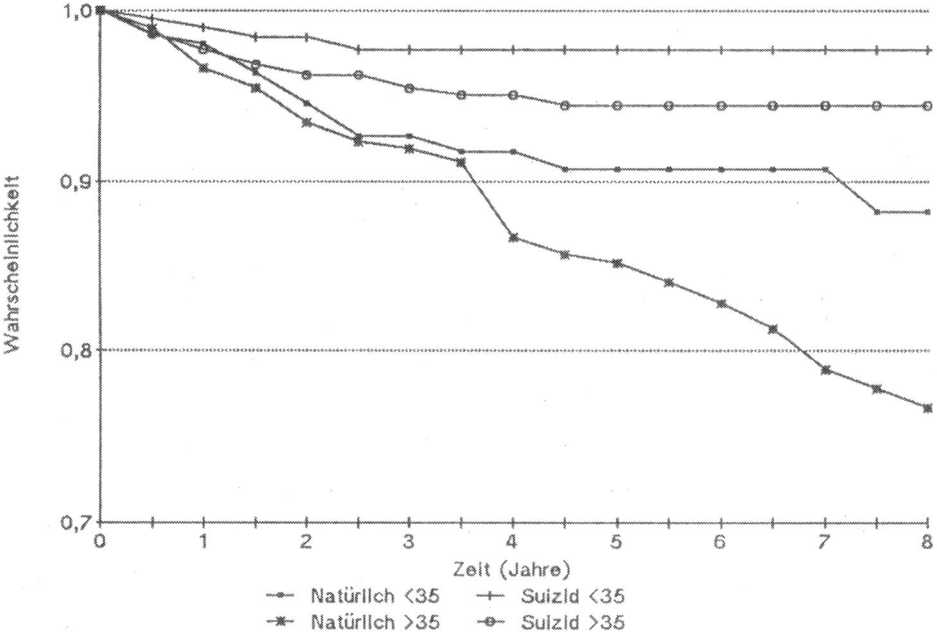

Abb. 13. Vergleich der Überlebenswahrscheinlichkeit der unter 35jährigen und 35- bis unter 60jährigen Alkoholkranken, jeweils Suizid und „Nichtsuizid"

tisch parallel. Die Ursache besteht in der sehr hohen Unfallsterblichkeit der jüngeren Beobachtungsgruppe.

Der Nichtnachweis signifikanter Unterschiede danach hängt möglicherweise mit der großen Streubreite infolge der verringerten Gruppengröße zusammen. Die Möglichkeit von Prä-Post-Messungen speziell bei Alkoholkranken oberhalb des 35. Lebensjahres ist noch stärker eingegrenzt als bei den jüngeren Altersgruppen. 10 Jahre nach der Diagnosestellung ist immerhin damit zu rechnen, daß 12% der zum Entlassungszeitpunkt bis 35 Jahre alten Trinker an einer nicht als Suizid klassifizierten Todesursache verstorben sind, rund 2% haben sich bis zu diesem Zeitpunkt suizidiert. Von den 35- bis unter 60jährigen haben sich zu diesem Zeitpunkt rund 5% suizidiert, und 23% sind an einer nicht als Suizid klassifizierten Ursache verstorben.

Die Dimension dieser Zahlen wirft die Frage nach ihrer konkreten gesundheitspolitischen Bedeutung auf. Ihre Relevanz für das Sterbegeschehen in der Gesamtbevölkerung kann durch Modellrechnungen nur geschätzt werden; diese Form der Annäherung an den Problemkreis zieht ihre Rechtfertigung aus dem gegenwärtigen Fehlen jedweder konkret untersetzten Analyse für die Bevölkerung der 5 neuen Bundesländer. Sie ist vertretbar bei klarer Benennung der Prämissen und der Vertrauensbasis.

Eine erste Annäherung ergibt sich unter Bezugnahme auf die 1986 in der DDR insgesamt unter der Diagnose „Alkoholismus" Entlassenen und aus dem Vergleich mit den entsprechenden BRD-Angaben (Tabelle 37).

Tabelle 37. Altersstruktur der männlichen Alkoholkranken der Überlebensdaueranalyse, der Behandlungsfälle DDR (1986) (Institut für Medizinische Datenverarbeitung und Statistik) und BRD (1985) (Verband Deutscher Rentenversicherungsträger 1988)

Vollendetes Alter in Jahren	Untersuchungs-population		Entlassungsfälle DDR 1986		Entwöhnungs-behandlungen BRD 1985	
	absolut	in %	absolut	in %	absolut	in %
15	2	0,4	106	0,7	87	0,5
20	28	5,0	795	5,1	1254	6,7
25	66	11,8	1935	12,5	2653	14,1
30	92	16,5	2947	19,0	3190	16,9
35	74	13,3	2318	15,0	2959	15,7
40	101	18,1	2275	14,7	3041	16,1
45	97	17,4	2578	16,7	3104	16,5
50	53	9,5	1645	10,6	1789	9,5
55	45	8,1	884	5,7	759	4,0
Summe	558	100,0	15483	100,0	18836	100,0

Es besteht eine sehr weitgehende Übereinstimmung in den Anteilen der Altersklassen der drei Populationen; da es sich nur bei der Untersuchungspopulation um personenbezogene Daten handelt, ist ein statistischer Vergleich nicht sinnvoll. In der Nervenklinikpopulation liegt das Verhältnis Erst-: Wiederaufnahmen bei 4,2:1 – damit wären 1986 DDR-weit geschätzt 12000 Erstbetreuungen realisiert worden. Unter der verhältnismäßig wahrscheinlichen Prämisse, daß diese Patienten hinsichtlich ihrer Altersverteilung und Überlebenserfahrung weitgehend mit der Untersuchungspopulation vergleichbar sind, würden sich im Zeitverlauf folgende Änderungen ergeben (Tabellen 38 und 39).

Beispielhaft kann an diesen Zahlen demonstriert werden: Innerhalb von 2 Jahren verstarben von der DDR-Behandlungspopulation des Jahres 1986 220 unter Fünfunddreißigjährige an „natürlichen" Ursachen und 64 an Suizid; von den über Fünfunddreißigjährigen 528 bzw. 304 (Konfidenzintervalle s. Anhang).

Die Modellrechnung auf der Bevölkerungsebene wird durch folgende Mängel in ihrer Aussagekraft eingeschränkt:

1. Es liegen für die Bevölkerung der ehemaligen DDR keine epidemiologisch relevanten aktuellen Maßzahlen des Alkoholismus wie Inzidenz- und Prävalenzbestimmungen vor;
2. Es sind keine wissenschaftlichen Ergebnisse zur Frage der Selektionskriterien der stationären Alkoholentziehungsbehandlung bekannt; die Repräsentativität der mortalitätsstatistischen Aussagen für die „Bevölkerungsalkoholiker" kann daher nicht bewiesen werden.

Tabelle 38. Poststationäre Sterblichkeit von geschätzt 4000 im Jahre 1986 erstbehandelten 15- bis unter 35jährigen Alkoholkranken

Zeitraum	Abgangsbestandsänderung			
	durch alle Todesarten (außer Suizid)		durch Suizid	
	lebend	verstorben	lebend	verstorben
1 Jahr	3920	80	3960	40
2 Jahre	3780	220	3936	64
10 Jahre	3528	472	3908	92

Tabelle 39. Poststationäre Sterblichkeit von geschätzt 8000 im Jahre 1986 erstbehandelten 35- bis unter 60jährigen Alkoholkranken

Zeitraum	Abgangsbestandsänderung			
	durch alle Todesarten (außer Suizid)		durch Suizid	
	lebend	verstorben	lebend	verstorben
1 Jahr	7728	272	7792	208
2 Jahre	7472	528	7696	304
10 Jahre	6136	1864	7552	448

Generell stellen sich direkter Erhebung eine Reihe von Problemen entgegen (Hugler 1989), die indirekte Schätzung der Prävalenz über den Gesamtalkoholverbrauch nach Ledermann (1956) wird auch heute noch für brauchbar erachtet (Feuerlein 1984, 1989, Hugler 1989). Im Analogieschluß zur Altbundesrepublik, wo aus einem Pro-Kopf-Verbrauch von 11–12 Litern reinem Alkohol eine Zahl von 2–3% Alkoholikern unter der männlichen Bevölkerung hochgerechnet und durch Felduntersuchungen bestätigt wurde (nach Feuerlein 1989), kann eine Prävalenzrate von 2% als sehr konservative Schätzung gelten.

Unter diesen Bedingungen ergibt sich auf der Basis der Population von 1986 eine Zahl von 105 096 männlichen Alkoholkranken mit der Verteilung von einem Drittel unterhalb eines Lebensalters von 35 Jahren und zwei Drittel im Alter von 35 bis unter 60 Jahren. Für diese durch ihre Alkoholsucht hinsichtlich der Mortalität als Risikopopulation definierten Gruppen ergeben sich damit im 10-Jahreszeitraum, basierend auf der Schätzung der Überlebenswahrscheinlichkeiten, folgende Bestände (Tabellen 40 und 41).

Tabelle 40. Versterben von geschätzt 35032 15- bis 34jährigen Alkoholkranken

Zeitraum	Abgangsbestandsänderung			
	durch alle Todesarten (außer Suizid)		durch Suizid	
	lebend	verstorben	lebend	verstorben
1 Jahr	34331	701	34682	350
2 Jahre	33105	1927	34471	561
10 Jahre	30898	4134	34226	806

Tabelle 41. Versterben von geschätzt 70064 35- bis unter 60jährigen Alkoholkranken

Zeitraum	Abgangsbestandsänderung			
	durch alle Todesarten (außer Suizid)		durch Suizid	
	lebend	verstorben	lebend	verstorben
1 Jahr	67682	2382	68242	1822
2 Jahre	65440	4624	67402	2662
10 Jahre	53739	16325	66140	3924

Da die Übersterblichkeit insgesamt in den ersten beiden poststationären Jahren das 10,8fache beträgt, versterben rund 90% der Ausgewiesenen infolge der Alkoholkrankheit – etwa 9000 in absoluten Zahlen! Dieser drastische Einfluß des Alkoholismus auf die Überlebenswahrscheinlichkeit und ihre Folgen auf der Bevölkerungsebene belegen die immense gesundheitspolitische Bedeutung der verbreitetsten Suchtkrankheit.

4.4.2 Die Überlebensfunktion paranoider Patienten und ihre Determinanten

Die Überlebenswahrscheinlichkeiten für die Zeit nach Ersterkrankung stellen die Abb. 14a, b dar.

Es ist:
1. die hohe Sterblichkeit paranoider Patienten insgesamt hervorzuheben, wobei different wiederum die Sterbewahrscheinlichkeit für Männer an allen Ursachen höher als die der Frauen liegt.

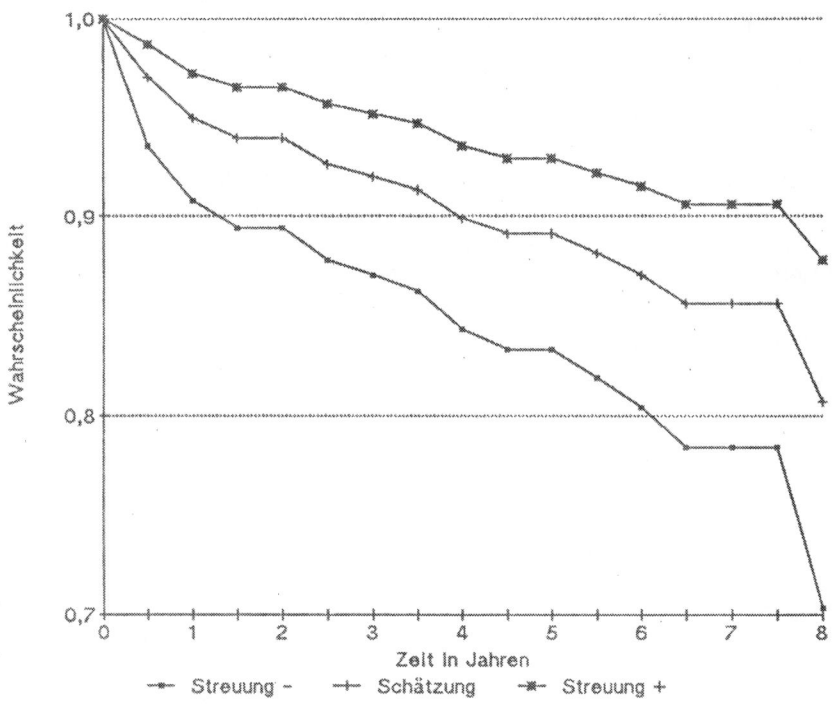

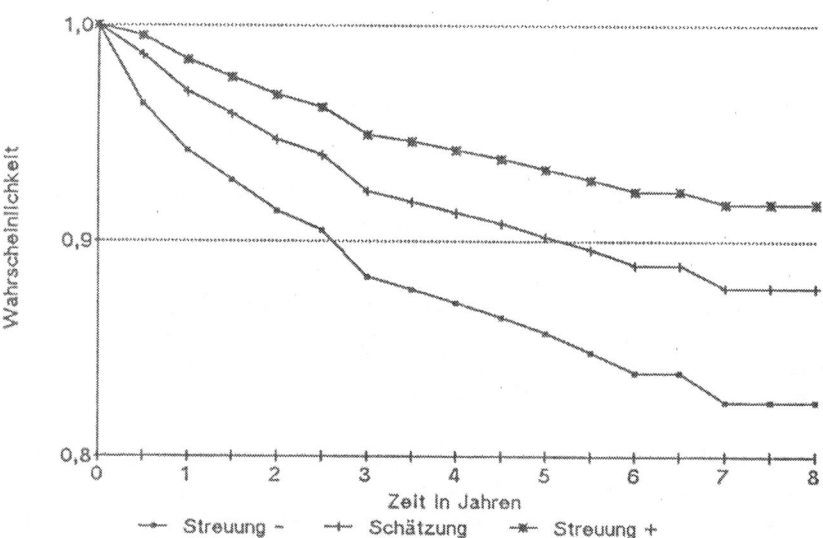

Abb. 14a, b. Überlebenswahrscheinlichkeiten männlicher (a) und weiblicher (b) Paranoider für alle Todesursachen mit 95%-Konfidenzintervallen

2. Bereits vier Jahre nach Krankheitserstmanifestation haben nur noch 90%
   überlebt, nach 10 Jahren sind nur noch 77,5% am Leben, der Rückschluß auf die
   Grundgesamtheit ergibt mit 95%iger Wahrscheinlichkeit eine Überlebensrate
   zwischen 65 und 86% der männlichen Patienten.
3. Bei den Frauen wird die 90%-Marke erst nach fünf Jahren erreicht, immerhin
   sind nach 10 Jahren nur noch rund 86% am Leben, mit 95%iger Wahrscheinlichkeit 80-90%. Wie bei den Alkoholkranken gilt auch hier, daß ohne Berücksichtigung dieser Rahmendaten Therapie- oder Rehabilitationsstudien unter Zugrundelegung der überlebenden Population nur für die überlebende Population und
   nicht für die Ersterkrankten insgesamt Gültigkeit haben.

   Die Überlebenswahrscheinlichkeit wird in weit höherem Maße als bei den
Alkoholkranken durch die Suizidsterblichkeit bestimmt (Abb. 15).

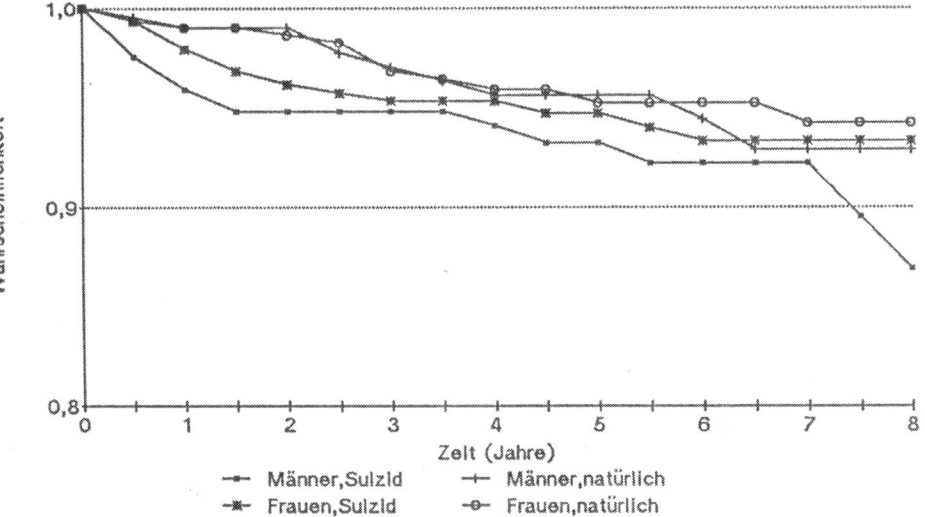

Abb. 15. Überlebenswahrscheinlichkeiten männlicher und weiblicher Paranoider nach Todesursachen

   Zum Geschlechtsunterschied der Überlebenswahrscheinlichkeit paranoider Patienten tragen beide Todesursachengruppen bei, wobei sich signifikante Unterschiede in der natürlichen Sterblichkeit – siehe Anhang – nicht finden lassen. Der Suizid
bedingt vornehmlich den Geschlechtsunterschied der Überlebenswahrscheinlichkeit.
   Von den schizophren erkrankten Männern einer Bevölkerung haben sich 10
Jahre nach Erstmanifestation mit 95%iger Wahrscheinlichkeit 9 bis 30% umgebracht, von den schizophren erkrankten Frauen mit gleicher Wahrscheinlichkeit 5
bis 15%.
   Da bei dieser Krankheitsgruppe die stationäre Behandlungsinzidenz als hinlänglich exakte Messung der wahren Ersterkrankungshäufigkeit angesehen werden

Tabelle 42. Erkrankungsrisiko an „paranoidem Syndrom" im Untersuchungsareal, beide Geschlechter

Vollen-detes Alter in Jahren	Männer		Frauen	
	Alters-gruppen-risiko	kumulatives Erkrankungs-risiko	Alters-gruppen-risiko	kumulatives Erkrankungs-risiko
10	0	0	0	0
15	0,0004	0,0004	0,0006	0,0006
20	0,0009	0,0013	0,0008	0,0014
25	0,0009	0,0022	0,0009	0,0023
30	0,0008	0,0030	0,0010	0,0033
35	0,0005	0,0035	0,0008	0,0041
40	0,0006	0,0041	0,0009	0,0050
45	0,0006	0,0047	0,0009	0,0059
50	0,0002	0,0049	0,0009	0,0068
55	0,0003	0,0052	0,0012	0,0080

kann, ist auf der Basis dieser Überlebenswahrscheinlichkeiten ein Rückschluß auf die resultierenden Bevölkerungszahlen möglich. Kumulative Erkrankungsinzidenzen für die Diagnose „paranoides Syndrom" wurden im Rahmen der vorliegenden Untersuchung berechnet (Tabelle 42).

Das Risiko, an einer paranoiden Psychose vom 10. bis 59. Lebensjahr zu erkranken, liegt demzufolge bei 0,5% bei den Männern und 0,8% bei Frauen, die Inzidenzrate bei 0,13/1000/Jahr bei den Männern und 0,16/1000/Jahr bei den Frauen. Für die neuen Bundesländer muß daher mit jährlich rund 700 neuerkrankten Männern und 900 Frauen gerechnet werden. Innerhalb von 10 Jahren suizidieren sich davon wahrscheinlich 115 bzw. 75.

Es ist daher von kardinaler Bedeutung, Einflüsse auf diese Selbstmordmortalität und damit die Streckenprognose zu untersuchen und zu quantifizieren. In einem ersten Ansatz wurden die Kriterien „Alter" (bei Entlassung), „Dauer" (des ersten stationären Aufenthaltes als summativer Ausdruck des Schweregrades der einlaufenden Prozeßpsychose) und „Rezidiv" (nach stationärer Behandlung als Charakteristikum des Prozeßverlaufes) untersucht. Der Einfluß dieser Kovariablen auf die abhängigen Variablen „natürlicher Tod" und „Suizid" wurden getrennt mittels Regressionsanalyse für beide Geschlechter und den Zeitraum von 10 Jahren untersucht (Tabellen 43 und 44).

Es besteht – erwartungsgemäß – ein hochsignifikanter Zusammenhang zwischen dem natürlichen Tod und dem Alter bei beiden Geschlechtern. Es überrascht auch nicht, daß kein Zusammenhang zwischen natürlichem Tod und der Dauer des ersten stationären Aufenthaltes wie auch der Häufigkeit von Wiederholungsaufenthalten gesichert werden kann. Dies belegt, daß eine damit bei Schizophrenen verbundene neuroleptische Intensivtherapie nicht mit einem erhöhten natürlichen Sterberisiko –

76

Tabelle 43. Zusammenhang zwischen Erkrankungsalter und -dynamik und der natürlichen Sterblichkeit Paranoider im 10-Jahreszeitraum; (** $= p < 0{,}01$)

Kovariable	Männer		Frauen	
	Testwert	Stärke des Zusammen- hangs p	Testwert	Stärke des Zusammen- hangs p
„Alter"	2,74	0,003**	2,46	0,008**
„Dauer"	0,33	0,371	−0,15	0,442
„Rezidiv"	−0,45	0,325	0,27	0,393

Tabelle 44. Zusammenhang zwischen Erkrankungsalter und -dynamik und der Suizidsterblichkeit Paranoider im Zehnjahreszeitraum; (* $= p < 0{,}05$, ** $= p < 0{,}01$)

Kovariable	Männer		Frauen	
	Testwert	Stärke des Zusammen- hangs p	Testwert	Stärke des Zusammen- hangs p
„Alter"	−0,11	0,458	2,14	0,016*
„Dauer"	−0,58	0,280	−0,46	0,323
„Rezidiv"	−2,33	0,009**	0,62	0,268

im Sinne einer beispielsweise medikamentenbedingten Übersterblichkeit – korreliert.

Ganz anders stellen sich die Verhältnisse beim Selbstmord dar. Eine signifikante Altersabhängigkeit läßt sich noch, obgleich der Zusammenhang geringer ausgeprägt ist als beim natürlichen Tod, für das weibliche Geschlecht aufzeigen. Hier sind im Zehnjahreszeitraum nach Erstmanifestation der Erkrankung die Älteren gegenüber Jüngeren deutlich stärker gefährdet. Demgegenüber ist für die Männer eine solche Korrelation nicht nachweisbar, das Alter hat keinerlei Einfluß auf ihre Selbstmordsterblichkeit. Die Wahrscheinlichkeit ist nahezu gleich groß; daraus resultiert, daß die Werte der Suizidüberlebenswahrscheinlichkeiten auch für die jüngere Altersgruppe uneingeschränkt zutreffen.

Extrem bedenklich – und wegweisend für das tiefere Eindringen in die Materie – ist die Tatsache, daß sich für den Zehnjahreszeitraum eine signifikant negative Korrelation zwischen Rezidivhäufigkeit und Selbstmord nachweisen läßt: Anders ausgedrückt sind die schizophrenen Männer, unabhängig von ihrem Alter, tendenziell sogar stärker die jüngeren Jahrgänge, bereits nach dem ersten oder zweiten Aufenthalt und ohne die in der Literatur weithin diskutierte Erfahrung der prozeßbedingten chronisch progredienten Leistungs- und Lebensqualitätseinbuße bereits aus der Erfahrung der Ersterkrankung heraus hoch gefährdet. Das Selbstmordschicksal einer beträchtlichen Anzahl entscheidet sich bereits nach den ersten oder wenigen Krankheitsschüben. Im Zehnjahreszeitraum liegt das Schwergewicht nicht auf den vielfach Hospitalisierten, sondern den selten Hospitalisierten. Dies rückt die Frage der unmittelbaren poststationären Betreuungsqualität und ihrer Auswirkungen auf das Selbstmordgeschehen in den Vordergrund.

In sechs Kreisen des Einzugsbereiches wurden die Nachbetreuungsmodalitäten der 18 Monate nach Erstentlassung in ihrem Einfluß zunächst auf die Suizidsterblichkeit der 10 Jahre untersucht. Eine erste Regressionsanalyse mit den Kovariablen „Sex", „Nervenarzt" (mit der numerisch erfaßten Häufigkeit der Nervenarztkonsultationen im 18-Monatszeitraum), „Medi 1" (der Dauer der Äquivalentdosis von mindestens 5 mg Haloperidol/Tag), „Medi 2" (Äquivalentdosis von mindestens 8 mg Haloperidol/Tag) und „Medi 3" (mit der Erfassung aller mit Depotinjektionen von Fluphenazin bzw. Fluspirilen Behandelten) führte zu keinem Ergebnis: nach zehn Iterationen trat keine Konvergenz ein. Die Analyse der Ursache ergab, daß das Modell auf die vorliegenden Datensätze mathematisch nicht anwendbar war, da in der Gruppe der mit Depotpräparaten Behandelten (43 Personen) nicht ein einziger Suizidtodesfall zu verzeichnen war. Die folgende Regressionsanalyse zeigt die Einflüsse der Kovariablen ohne gesonderte Einbeziehung von „Medi 3" (Tabelle 45).

Tabelle 45. Einfluß der Betreuungsmodalitäten der ersten 18 Monate auf die Zehnjahressuizidsterblichkeit bei Schizophrenen jünger als 35 Jahre; ($* = p < 0,05$)

Kovariable	Wert	p
„Sex"	−0,96	0,16
„Nervenarzt"	−1,67	0,04*
„Medi 1"	−0,96	0,16
„Medi 2"	1,2	0,11

Hervorzuheben ist der signifikant negative Zusammenhang zwischen der Nachbetreuung in den ersten 18 Monaten und der Selbstmordlangstreckenprognose: Je seltener ein Patient den Nervenarzt aufsucht bzw. von ihm bestellt wird, desto signifikant größer ist die Wahrscheinlichkeit, daß er sich langfristig umbringen wird. Dieses Ergebnis erlaubt naturgemäß keine Einschätzung, ob die Kausalattribution zum Nervenarzt oder zum Patienten gehört; in einem Einzugsbereich, in dem eine gute nervenärztliche Versorgungsbasis besteht und die ärztlichen Kollegen die Betreuung Schizophrener als Kernaufgabe ihrer Tätigkeit betrachten, darf vorsichtig geschlußfolgert werden, daß eine mangelhafte Behandlungsmotivation diesen Zusammenhang inhaltlich mitbedingt. Bei älteren Paranoiden zeigen sich tendenziell ähnliche Ergebnisse (Tabelle 46).

Tabelle 46. Zusammenhang zwischen der Selbstmordsterblichkeit der älteren Paranoiden und den Kovariablen im Zehnjahreszeitraum

Kovariable	Wert	p
„Sex"	−0,20	0,42
„Nervenarzt"	−1,44	0,07
„Medi 1"	−1,5	0,06

Es ist zu erkennen, daß hier die Geschlechtsunterschiede weniger stark zum Tragen kommen – offenbar infolge des Anstiegs der Suizidhäufigkeit bei der älteren Gruppe schizophrener Frauen –, ein tendenziell ähnlicher Zusammenhang besteht zwischen dem Selbstmord und der Häufigkeit der Nervenarztkonsultation und der offenbar damit zusammenhängenden Möglichkeit und Dauer der Medikamenteneinnahme.

Die Analyse der Einflußgrößen auf das Selbstmordgeschehen Schizophrener innerhalb der unmittelbar der Erstentlassung folgenden 18 Monate mußte sich auf die Gruppe der über 35jährigen beschränken, da eine Regressionsanalyse technisch bzw. kapazitiv bedingt für alle zusammen nicht möglich war und die Aufsplitterung zu wenigen Ereignissen in der jüngeren Gruppe innerhalb der ersten 18 Monate führte. Die Ergebnisse der Analyse von 164 Datensätzen zeigt die Tabelle 47.

Tabelle 47. Einfluß der Kovariablen auf die Suizidsterblichkeit der 35- bis unter 60jährigen Schizophrenen in den ersten 18 Monaten nach Entlassung

Kovariable	Wert	p
„Sex"	0,32	0,37
„Alter"	−0,26	0,39
„Nervenarzt"	−1,2	0,11
„Medi 1"	−1,2	0,10

Die Analyse zeigt, daß tendenziell auch hier jüngere, solche mit geringerer Nervenarztkonsultation und geringeren Medikamentengaben bzw. Medikamenteneinnahmen stärker suizidgefährdet sind.

4.4.3 Die Überlebensfunktion depressiver Patienten und ihre Determinanten

Das Sterberisiko im Zeitverlauf nach der Entlassung stellt die Abb. 16a, b dar.

Anschaulich wird klar, daß die depressiven Patienten als Gruppe eine sehr hohe Sterblichkeit nach der Entlassung aufweisen. Die Männer haben gegenüber den

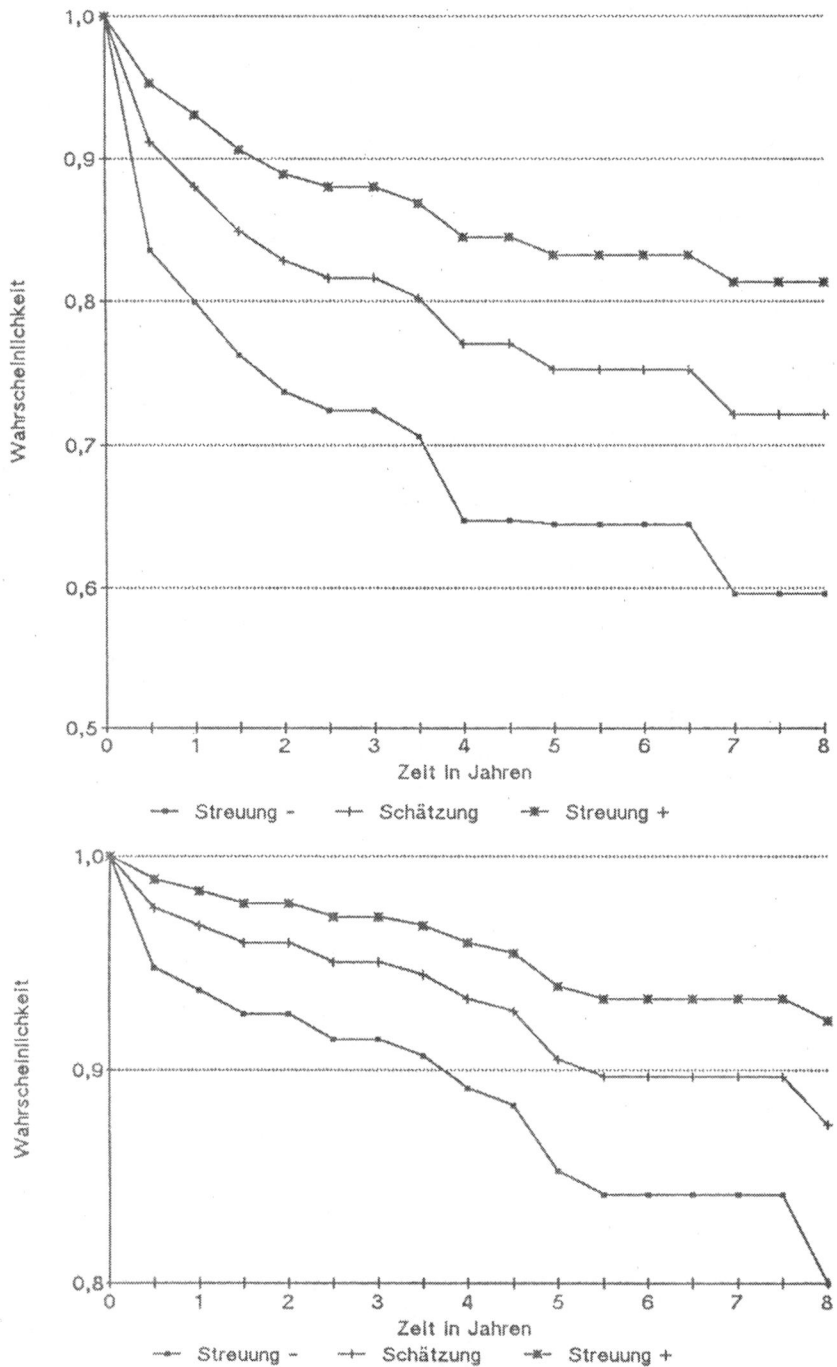

Abb. 16a, b. Überlebenswahrscheinlichkeiten männlicher (**a**) und weiblicher (**b**) Depressiver für alle Todesursachen mit 95%-Konfidenzintervallen

Frauen eine noch deutlich geringere Überlebenswahrscheinlichkeit: Bereits 1 Jahr nach der Ersterkrankung sind 13% der Männer verstorben, mit 95%iger Sicherheit 8–21%, 4 Jahre nach der Entlassung waren von der depressiven Behandlungsgruppe 23% verstorben, mit 95%iger Wahrscheinlichkeit sind zwischen 15 und 35% tot, nach 9 Jahren überleben nur noch 2/3, mit 95%iger Wahrscheinlichkeit 49–79%. Der Anteil der Überlebenden ist niedriger als bei der Gruppe der paranoiden Patienten und der Alkoholkranken.

Die Verhältnisse bei den Frauen gestalten sich ungleich günstiger: der Unterschied in Form einer männlichen Übersterblichkeit ist bereits nach 1 Jahr signifikant und bleibt es auch in der Folge. 3,5% der Frauen, mit 95%iger Wahrscheinlichkeit zwischen 2 und 7%, sind nach 1 Jahr verstorben, nach 4 Jahren 7%, mit 95%iger Wahrscheinlichkeit beträgt der Anteil in der Grundgesamtheit 4,5–11,5%. Damit stellen depressive Frauen zwar einen weit höheren Anteil unter den Suiziden ihres Geschlechtes als depressive Männer, jedoch nur wegen der weit höheren depressiven Erkrankungsinzidenz einerseits und der insgesamt höheren Suizidmortalität infolge anderer Ursachen der Männer andererseits. Die individuelle Überlebenswahrscheinlichkeit der Frauen nach gestellter Diagnose ist signifikant besser als die der depressiven Männer.

Die einzelnen Todesursachengruppen tragen in unterschiedlichem Maße zur Sterblichkeit beider Geschlechter bei (Abb. 17).

Die Geschlechtsunterschiede sind deutlich: Ein Jahr nach der Entlassung haben sich bereits 8% der depressiven Männer suizidiert, in der Grundgesamtheit Depressiver liegt dieser Anteil mit 95%iger Wahrscheinlichkeit zwischen 4 und 16%. Dieser Wert wird von den Frauen selbst nach 10 Jahren noch nicht erreicht.

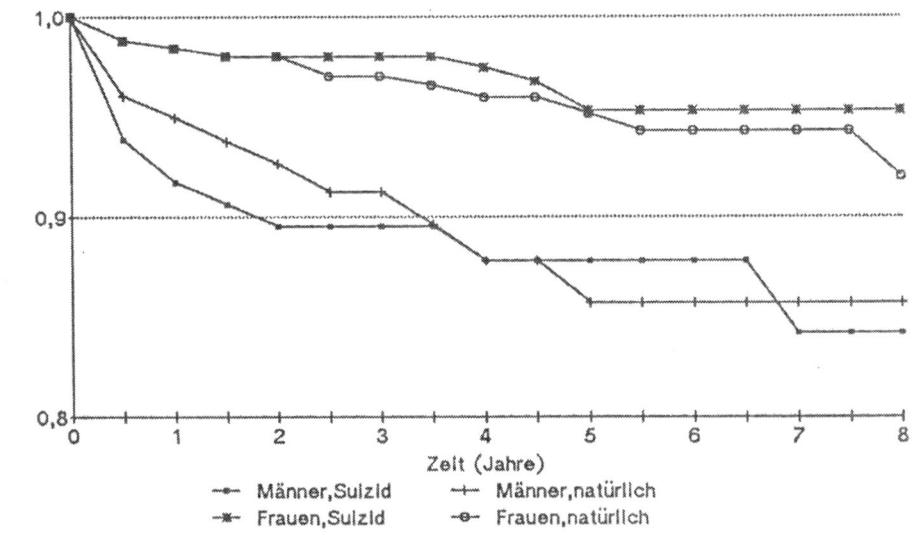

Abb. 17. Überlebenswahrscheinlichkeit depressiver Männer und Frauen nach Todesursachengruppen „natürlicher Tod" und „Suizid"

Die natürliche Sterblichkeit der Männer ist gleichfalls zwar größer als die der Frauen, zu allen Zeitpunkten überlappen sich aber die Konfidenzintervalle noch. Der Gesamtunterschied der Überlebenswahrscheinlichkeit zwischen den Geschlechtern wird somit bei der Gruppe der Depressiven durch den Selbstmord in weit höherem Maße als durch alle anderen Todesursachen getragen.

Analog zum Untersuchungsansatz bei paranoiden Psychosen wurden auch bei den depressiven in einem ersten Ansatz geschlechtsgetrennt die Einflüsse der Kovariablen „Alter", „Dauer" (des ersten stationären Aufenthaltes) und „Rezidiv" (als Ausdruck der klinisch behandlungsbedürftigen Phasen) auf die natürliche und die Suizidsterblichkeit zu analysieren versucht (Tabellen 48 und 49).

Es erscheint nicht erstaunlich, daß bei den Frauen zwischen der natürlichen Sterblichkeit und dem Alter ein Zusammenhang aufzeigbar ist – wie auch in der Normalbevölkerung. Höchst bemerkenswert ist es jedoch, daß ein Zusammenhang zwischen der natürlichen Sterblichkeit und dem Alter sich bei den Männern nicht nachweisen läßt; die weit höhere Sterblichkeit gegenüber der Referenzpopulation betrifft somit gleichermaßen jüngere wie ältere und ist auch aus diesem Gesichtswin-

Tabelle 48. Einflüsse auf die natürliche Sterblichkeit depressiver Patienten im poststationären Zehnjahreszeitraum (* = $p < 0,05$)

Kovariable	Männer		Frauen	
	Testwert	Stärke des Zusammen-hangs p	Testwert	Stärke des Zusammen-hangs p
„Alter"	0,30	0,38	2,15	0,02*
„Dauer"	−0,74	0,23	0,68	0,25
„Rezidiv	−1,21	0,11	0,09	0,47

Tabelle 49. Einflüsse auf die Suizidsterblichkeit depressiver Patienten im poststationären Zehnjahreszeitraum (* = $p < 0,05$)

Kovariable	Männer		Frauen	
	Testwert	Stärke des Zusammen-hangs p	Testwert	Stärke des Zusammen-hangs p
„Alter"	1,87	0,03*	0,29	0,39
„Dauer"	1,03	0,15	1,59	0,06
„Rezidiv"	−1,43	0,08	0,16	0,44

kel heraus dringend klärungsbedürftig. Die Dauer des ersten stationären Aufenthaltes und die Phasenhäufigkeit im Zehnjahreszeitraum korrelieren nicht mit der natürlichen Sterblichkeit.

Dies betrifft auch das Selbstmordgeschehen, wenngleich hier bei beiden Geschlechtern eine deutliche Tendenz sichtbar wird, daß Patienten, die sich später suizidieren, bereits beim ersten Aufenthalt länger als andere in der Klinik weilten. Da Depressive in die Klinik zumeist nach ambulanter Therapieresistenz eingewiesen werden und auch die Länge des stationären Aufenthaltes in erster Linie mit dem Ansprechen auf eine komplexe Therapiestrategie korreliert, kann vorsichtig ein möglicher Zusammenhang zwischen initialer Depressionsschwere und späterer Selbstmordhäufigkeit in Erwägung gezogen werden. Bei Männern besteht darüber hinaus eine Tendenz, die Entscheidung zum Selbstmord bereits nach einem oder wenigen klinischen Aufenthalten zu treffen. Überraschenderweise – im Gegensatz zu den paranoiden Psychosen jedenfalls – sind ältere Männer signifikant stärker selbstmordgefährdet als jüngere Depressive.

Davon ausgehend wurden die Altersgruppen getrennt analog zu den Paranoiden auf den Einfluß des Geschlechtes, der Häufigkeit nervenärztlicher Konsultationen und des Medikationsregimes in den der Entlassung folgenden 18 Monaten auf die Sterblichkeit des Zehnjahreszeitraumes untersucht. In der jüngeren Gruppe (jünger als 35 Jahre) trat bei der multivariaten Regressionsanalyse nach 10 Iterationen keine Konvergenz ein.

Bei der Gruppe der über 35jährigen (Startmenge n = 216) stellte sich folgendes Ergebnis dar (Tabelle 50).

Tabelle 50. Zusammenhang zwischen Behandlungsregime der ersten 18 poststationären Monate und der Zehnjahressuizidsterblichkeit Depressiver

Kovariable	Wert	p
„Nervenarzt"	0,37	0,35
„Medi 1"	−1,37	0,08
„Medi 2"	0,25	0,39

Tabelle 51. Einflußfaktoren auf den Selbstmord Depressiver in den ersten 18 postklinischen Monaten (* = $p < 0,05$)

Kovariable	Wert	p
„Sex"	−2,21	0,01*
„Nervenarzt"	0,62	0,27
„Medi 1"	−1,97	0,02*

Tabelle 52. Einflußfaktoren auf die Selbstmordsterblichkeit entlassener Depressiver in den ersten 18 poststationären Monaten in den Kreisen Haldensleben, Schönebeck und Zerbst (1977–1986) (* = $p<0,05$, ** = $p<0,01$)

Kovariable	Wert	p
„Alter"	2,20	0,01*
„Sex"	−3,13	0,001**
„Nervenarzt"	−0,22	0,41
„Medi 1"	−1,86	0,03*

Es lassen sich keine wesentlichen Schlußfolgerungen aus diesen Ergebnissen ziehen. Ausgehend von der ermittelten 110fachen Suizidübersterblichkeit Depressiver zwei Jahre nach Erstbehandlung wurde sodann der Einfluß der Kovariaten auf diese Sterblichkeit bei allen über 35jährigen Depressiven in den Kreisen untersucht (Tabelle 51).

Es zeigt sich, daß das Geschlecht einen sehr großen Einfluß hat, die Gefährdung für Männer ist signifikant größer als die der Frauen. Die Konsultationshäufigkeit des Nervenarztes hat auf die Selbstmordhäufigkeit keinen Einfluß; genauer gesagt: die Anzahl der Konsultationen zeigt keinen Zusammenhang mit der Selbstmordgefährdung. Demgegenüber gibt es einen signifikant negativen Zusammenhang zwischen der Häufigkeit der Selbstmorde über 35jähriger Depressiver und der Dauer der antidepressiven Medikation von wenigstens 50 mg antidepressiver Wirksubstanz pro Tag.

Unter Bezug auf drei Kreise wurden unter Einbeziehung aller Altersjahrgänge diese Zusammenhänge nochmals überprüft (Tabelle 52).

Die gewonnenen Ergebnisse werden vollinhaltlich bestätigt. Der Einfluß von Alter und Geschlecht kann nur berücksichtigt und ins Kalkül gezogen, jedoch nicht korrigiert werden; mit der langfristigen Fortführung der postklinischen antidepressiven Medikation scheint jedoch ein Selbstmordprophylaktikum zur Verfügung zu stehen.

4.4.4 Altersgruppenbezogener Vergleich der Zehnjahresselbstmordsterblichkeit Depressiver und Paranoider

Die Ergebnisse der durchgeführten acht Überlebensdaueranalysen sind in der Tabelle 53 zusammengefaßt.

Über die bereits getroffenen Aussagen zur Überlebenswahrscheinlichkeit stationär behandelter paranoider und depressiver Patienten hinaus wird nochmals deutlich, daß mit Ausnahme der 35- bis 39jährigen in allen Altersgruppen Männer weitaus stärker als Frauen selbstmordgefährdet sind, in der Gruppe der 30- bis 34jährigen suizidierten sich überhaupt nur Männer (daher wurde keine Konvergenz erreicht). Die Geschlechtsdifferenz der Gefährdung wird in den höheren Altersgruppen noch stärker und der Unterschied ist ab dem 50. Lebensjahr signifikant.

Tabelle 53. Einflüsse auf die Selbstmordsterblichkeit in den Altersgruppen über 10 Jahre nach der ersten klinischen Behandlung; (x) ausschließlich Selbstmorde Schizophrener; (xx) ausschließlich Selbstmorde von Männern (* = $p < 0,05$)

Alters-gruppe	Einfluß der Kovariablen							
	„Sex"		„Diagnose"		„Dauer"		„Rezidiv"	
	Wert	p	Wert	p	Wert	p	Wert	p
10–24	−1,03	0,150	(x)		0,09	0,46	0,42	0,33
25–29	−0,45	0,32	0,86	0,19	1,51	0,06	0,10	0,45
30–34	(xx)		−1,30	0,08	−1,60	0,04*	−1,7	0,04*
35–39	0,67	0,24	−0,70	0,23	−0,10	0,45	−0,11	0,45
40–44	−0,91	0,17	0,41	0,33	2,2	0,01*	−0,74	0,22
45–49	−1,4	0,07	−0,7	0,22	−0,6	0,26	−0,5	0,28
50–54	−1,76	0,04*	1,28	0,10	0,75	0,22	−1,32	0,09
55–59	−1,77	0,04*	−1,86	0,03*	−0,91	0,17	−0,86	0,19

Die Gefährdung durch die Erkrankung „Schizophrenie" ist vergleichsweise in den Altersgruppen unter 24 und über 55 Jahren signifikant größer. Mit anderen Worten: Die Hebephrenen bilden eine echte Gefährdungsgruppe und sind stärker selbstmordgefährdet als die jungen Depressiven, im höheren Lebensalter führt der Wahn zu einer größeren Gefährdung als die Depression. Im Lebensverlauf wechselt die Tendenz. Aus der initialen Dauer des ersten stationären Aufenthaltes lassen sich nur vergleichsweise geringe – und überdies in den Altersgruppen konträre – Rückschlüsse ziehen: Männer im Altersabschnitt von 30–34 Jahren, die sich suizidieren, haben im Verhältnis zu den sich nicht Suizidierenden einen signifikant kürzeren Aufenthalt. Offensichtlich wird in dieser Altersgruppe die Schwere der Erkrankung und insbesondere ihre subjektive Widerspiegelung im Bewußtsein des Kranken mit der daraus resultierenden Selbstgefährdung medizinischerseits nicht angemessen erkannt und/oder berücksichtigt. Demgegenüber werden in der Altersgruppe der 40- bis 44jährigen diejenigen, die sich später suizidieren, signifikant länger als diejenigen betreut, die sich nicht suizidieren. Die Phasen- bzw. Rezidivhäufigkeit korreliert praktisch ab dem 30. Lebensjahr negativ mit dem späteren Selbstmord, allerdings nur bei der Gruppe der 30- bis 34jährigen ist diese Korrelation signifikant. Dies widerspricht nachdrücklich, wie die schon vorher gewonnenen Ergebnisse, der Auffassung, daß nach langen Krankheitsverläufen, häufiger Wiederkehr der Schübe bzw. Phasen, die Selbstmordhäufigkeit ansteigt. Die Gefährdung ist dann vergleichsweise eher geringer – natürlich betrifft diese Aussage nur den Zehnjahreszeitraum der Untersuchung.

4.4.5 Individualprognostische Modellierung der Überlebenswahrscheinlichkeit depressiver Patienten

Unter Zugrundelegung des errechneten Einflusses der Kovariablen auf das Überleben nach dem stationären Aufenthalt – siehe 4.4.2 und 4.4.3 – ist es nun möglich, für einen beliebigen Patienten mit vorgegebenen Charakteristika (der Kovariablen) die Überlebenswahrscheinlichkeiten für die Todesursache „Suizid" im Berechnungs-

Tabelle 54. Kaplan-Meier-Schätzung der Überlebenswahrscheinlichkeit depressiver Psychosen, Altersgruppe 35 bis unter 60 Jahre, für die ersten 18 postklinischen Monate

Überlebenszeitraum in Monaten	Kaplan-Meier-Schätzung	95% – Konfidenzintervall
0– 1	1,0	
1– 2	0,995	0,967–0,999
2– 3	0,986	0,957–0,995
3– 4	0,981	0,950–0,993
4– 8	0,972	0,938–0,987
8–10	0,967	0,932–0,984
10–11	0,962	0,925–0,981
11–14	0,957	0,919–0,977
14–15	0,952	0,913–0,974
15–18	0,947	0,906–0,970

Tabelle 55. Überlebenswahrscheinlichkeiten für die Todesursache „Suizid" für 40jährige beiderlei Geschlechts; A = ohne; B = mit poststationärer nervenärztlicher Betreuung und antidepressiver Therapie

Überlebens- zeitraum in Monaten	Poststationäre Überlebenswahrscheinlichkeit für			
	eine Frau		einen Mann	
	A	B	A	B
0– 1	1,000	1,000	1,000	1,000
1– 2	0,995	1,000	0,983	1,000
2– 3	0,986	1,000	0,950	0,999
3– 4	0,981	1,000	0,934	0,998
4– 8	0,971	0,999	0,901	0,997
8–10	0,966	0,999	0,885	0,997
10–11	0,961	0,999	0,869	0,997
11–14	0,956	0,999	0,853	0,996
14–15	0,951	0,999	0,837	0,996

zeitraum zu modellieren. Dies wurde beispielhaft für die eineinhalb postklinischen Jahre der Depressiven durchgeführt. Die Paranoiden wurden wegen der nicht nachgewiesenen Signifikanz der Einflußgrößen nicht berücksichtigt. Vorangestellt sei die Schätzung der Überlebenswahrscheinlichkeiten für die Gruppe der Depressiven im entsprechenden Zeitraum (Tabelle 54).

Gemäß den berechneten Einflüssen der Kovariablen „nervenärztliche Betreuung" und „Dauer der antidepressiven Therapie mit mindestens 50 mg Wirksubstanz/Tag" ergeben sich für die beiden Extremwerte dieser Kovariablen die folgenden individuellen Überlebenswahrscheinlichkeiten (Tabelle 55).

Somit hat ein medikamentös und nervenärztlich intensiv betreuter 40jähriger depressiver Mann bis zum 15. Monat postklinisch eine kumulative Suizidsterblichkeit von unter 1%, ohne Beibehaltung dieser Modalitäten liegt sie bei 16%. Die analogen Suizidsterbewahrscheinlichkeiten für eine Frau liegen bei nahe Null bzw. 5%. Diese Modellrechnungen belegen eindrucksvoll die potentiellen Möglichkeiten, die die medizinische Betreuung in suizidprophylaktischer Hinsicht bei der Hochrisikogruppe depressiv Erkrankter hat.

5 Diskussion der Ergebnisse

Alle Aussagen zur Suizidproblematik werden in ihrer Verläßlichkeit durch die Validität der Suiziderfassung begrenzt. Diese ist wiederholt in Frage gestellt worden (McCarthy und Walsh 1975); vielfach werden die berichteten Suizidziffern als Unterschätzung der „wahren" Suizidziffern betrachtet (Barraclough 1988). Andererseits gibt es überzeugende Hinweise dafür, daß die berichteten Suizidraten weitaus stärker durch das reale Suizidverhalten der Bevölkerung als durch die unterschiedlichen Erfassungsmodalitäten beeinflußt werden und die Validität der nationalen Suizidstatistiken den länderübergreifenden und altersgruppenbezogenen Vergleich wie auch Zeitreihenanalysen (Sainsbury und Jenkins 1982, Sainsbury 1983, WHO 1982) bei „zurückhaltender Interpretation" (Häfner 1989) gestattet. Speziell für den Vergleich der früheren DDR mit anderen Ländern – insbesondere im Rahmen der vorliegenden Untersuchung – ist zu berücksichtigen, daß der Bestimmung eines Suizides – im Gegensatz zu vielen anderen Ländern – kaum versicherungsrechtliche oder kulturelle Bedenken gegenüberstanden. Eine Lebensversicherung wurde nur dann nicht ausbezahlt, wenn der Suizid im ersten Jahr nach dem Abschluß erfolgte. Das praktizierte Vorgehen im Rahmen der vorliegenden Untersuchung mit der Klassifikation aufgrund der staatsanwaltschaftlichen Entscheidung nach in der Regel umfänglichen Ermittlungen garantiert eine weit größere inhaltliche Validität als die ausschließliche Totenscheinanalyse. Die vorliegenden Ergebnisse repräsentieren somit Maximalwerte im Verhältnis zu anderen Ländern, da durch diese Erfassungsmodalitäten praktisch keine Fälle von „undetermined death" vorliegen, sondern regelhaft eine Zuordnung – mitunter selbstverständlich auch nur i. S. einer Wahrscheinlichkeitsaussage – möglich war.

Diese Einschätzung gilt abzüglich der nichterfaßten Suizide in den potentiellen Risikopopulationen der Inhaftierten, Geheimdienst- und Militärangehörigen; ihr Fehlen macht sich allerdings selektiv in den Altersgruppen der Jungerwachsenen und des Leistungsalters bemerkbar. Größenordnungen werden dadurch wahrscheinlich nicht verfälscht – in der Haftanstalt Brandenburg, in der ein Großteil der lebenslänglich Inhaftierten betreut wurde, kam es in den letzten 10 Jahren zu etwa einem Selbstmord pro Jahr (Böhme 1990).

Der direkte Vergleich der Suizidsterbeverhältnisse im Untersuchungsareal mit denen anderer Länder unter Zugrundelegung der rohen Suizidraten und der Hochrechnung der Zahlen für die Bevölkerung der ehemaligen DDR ist auch deshalb nur begrenzt und orientierend möglich, weil neben Unterschieden der Erfassungsmodalitäten verzerrende altersstrukturbedingte Einflüsse bestehen. Immerhin wird auch anhand der vorliegenden Vergleichsmöglichkeiten deutlich, daß der Regionalbereich und auch die Bevölkerung der fünf neuen Bundesländer einen Spitzenplatz in Europa und der Welt bei beiden Geschlechtern einnehmen und mit einer durchschnittlichen rohen Rate von 46 bei Männern bzw. 24/100000 bei Frauen weit vor der Altbundesrepublik (1985: 29 respektive 13/100000) (Häfner und Schmidtke 1987) liegen, die sich auf dem siebten Rang in Europa befand (Wedler 1987). Die Zahlen entsprechen dem zweiten Rangplatz hinter dem mit 64/100000 (WHO 1982) führenden Ungarn. Dabei ist zu berücksichtigen, daß die Bevölkerung der DDR zwar eine höhere durchschnittliche Lebenserwartung und stärkere Besetzung in den oberen Altersklassen hatte als Ungarn, dies aber für den Vergleich mit der Altbundesrepublik oder den skandinavischen Ländern nicht zutrifft.

Ein sogenanntes „ungarisches Muster" mit stetiger Steigerung bei bereits sehr hohen Ausgangsraten hat sich zwar im Rahmen der vorliegenden Untersuchung nicht nachweisen lassen, Zeitrahmen und Areal reichen jedoch für einen solchen Nachweis auch kaum aus. Die verhältnismäßig geringen Schwankungen der Suizidziffern lassen sich mit der Hypothese vereinbaren, daß es innerhalb dieses Zeitraumes eine signifikante Entwicklung nicht gegeben hat und berechtigen damit zu der Berechnung von Durchschnittswerten. Die auf dieser Basis hochgerechneten landesweiten Suizide liegen etwas höher, aber in der gleichen Größenordnung von rund 5800/Jahr, wie die für Anfang bis Mitte der 60er Jahre mitgeteilten (Schulze 1969).

Die relative räumlich-zeitliche Stabilität ist sowohl im historischen Regionalbezug mit dem früheren Land Sachsen/Anhalt als auch im gesamtdeutschen Vergleich auffällig: Die bis 1990 die BRD konstituierenden Länder wiesen im Jahre 1896 eine Suizidrate (per 100000 und Jahr) von 27,9 bei Männern, die bis dahin die DDR konstituierenden dagegen eine von 47,5 auf; von 1949 bis 1961 schwankten diese Raten in den gleichen Territorien zwischen 25 und 27,5 bzw. 32 und 39 (Harmsen 1966). Insgesamt kann Bojanovsky (1977, 1978) zugestimmt werden, der gleichfalls eine „überraschend große Stabilität" konstatierte: „Diese Tatsache ist dadurch erklärbar, daß Selbstmordraten von solchen sozialen Faktoren abhängig sind, die charakteristisch für ein bestimmtes Gebiet bleiben und die individuellen Schicksale direkt oder indirekt beeinflussen" (Bojanovsky 1978, S. 99). Unter diesem Blickwinkel haben die erheblichen Veränderungen der Sozialstruktur der letzten 40 Jahre offenbar kaum und jedenfalls keine positiven und suizidpräventiven Folgen gezeitigt. Diese Einschätzung gilt natürlich vorbehaltlich der Tatsache, daß zeitlicher und räumlicher Untersuchungsumfang und methodischer Ansatz nicht erlauben, exakt den Periodeneffekt von den überlappenden Alters- und Kohorteneffekten zu differenzieren.

In den USA wurde der Alterseffekt als die bedeutendste dieser drei Einflußgrößen bestimmt (Woodbury et al. 1988); in der Altbundesrepublik resultierten 30% der Anstiegsvarianz der rohen Suizidraten seit 1950 aus den Veränderungen der Altersstruktur der Bevölkerung (Schmidtke und Häfner 1984). Für das Untersuchungsareal zeigt die differenzierte Betrachtung der Altersstruktur der Suizidenten, daß die gleichbleibende Gesamtsuizidrate nicht Ergebnis gegenläufiger Tendenzen in verschiedenen Altersgruppen ist – die Rangfolge mit überdeutlich positiver Alterskorrelation ist im Verhältnis auch zu Untersuchungen aus früheren Jahren unverändert (Lengwinat 1959).

Auf der Ebene altersgruppenbezogener Suizidraten ist ein exakterer internationaler Vergleich möglich; dabei wird offenbar, daß insbesondere die Suizidmortalität der „Alten" – älter als 65 Jahre – eine erschütternde Höhe erreicht hat und weit die anderer Länder überschreitet: Die Suizidziffern der über 65- bis 70jährigen Männer liegen – jeweils bezogen auf 100000 – in den USA bei 40 (Monk 1987), in Großbritannien bei nur 20 (Murphy et al. 1986), in der Alt-BRD bei 45–50 (Häfner 1989), im 10jährigen Mittel im Untersuchungsareal hingegen bei 77! Der altersparallele Anstieg ist nicht schicksalhaft-obligat, er findet sich im Vergleich dieser Länder nur in stark abgeschwächter Form in Westdeutschland, exzessive Ziffern von über 300 (für über 80jährige Männer insgesamt) werden aber nicht annähernd erreicht. Die Suizidziffern für die 65- bis 70jährigen Frauen liegen in den USA bei deutlich unter 10 (Monk 1987), in Großbritannien bei knapp über 10 (Murphy et al. 1986), in Westdeutschland um 20 (Häfner 1989), im 10jährigen Mittel des Untersuchungsareals hingegen bei 53 und sind damit im europäischen Vergleich wiederum einzig mit den ungarischen kompatibel (Platt 1987). Diese Ergebnisse weisen darauf hin, daß ein katastrophal hoher Anteil alter Menschen mit vielfältigsten Problemen nicht mehr zu Rande zu kommen glaubt und im Suizid den einzigen und letzten Ausweg sieht.

Kinderselbstmorde in der Größenordnung von 1/100000 bis 1/1000000 wurden schon von Durkheim (1896) gefunden, für das Preussen vor der Jahrhundertwende (Baer 1901) und den Untersuchungszeitraum in der BRD mitgeteilt (Schmidtke 1980, 1981, 1983, 1984, Schmidtke und Häfner 1986). Die Suizide der Jugendlichen und Jungerwachsenen liegen im europäischen Vergleich ebenfalls hoch (Moens et al. 1988), mit 15 für die 15- bis 19jährigen und 25 für die 20- bis 24jährigen. Die daraus resultierenden Schlußfolgerungen für den internationalen Vergleich decken sich mit den aus den allein in den Jahren 1973 und 1974 an die WHO gemeldeten DDR-Raten dieser Altersgruppe folgenden: Im möglichen Vergleich von 70 Ländern der Erde lagen die Suizide sowohl mit über 20/100000/Jahr bei den Männern unter den 11 wie bei den Frauen dieser Altersgruppe mit über 10/100000/ Jahr unter den 8 Staaten mit den höchsten Raten. Ein ähnlicher Rangplatz resultierte aus der Proportion des Suizids zu allen anderen Todesursachen der Altersgruppe mit über 15% bei DDR-Männern und über 20% bei DDR-Frauen (Barraclough 1988). Im Rahmen der vorliegenden Arbeit kann nur die Aufmerksamkeit auf dieses Problemfeld gerichtet werden; die Dimension wird dadurch unterstrichen, daß international ein Anstieg der Selbstmordraten junger Menschen besonders der Altersgruppen 15–24 Jahre in einer Reihe entwickelter Industrieländer wie den USA (Holinger 1978, Murphy und Wetzel 1980), Großbritannien (McClure 1984, 1987), Schweden (Asgard et al. 1987, Nordström und Asgard 1988) und Kanada (Solomon und Hellon 1980) gefunden wurde. Als wahrscheinliche Partialursache gilt ein steigender Drogenkonsum, der in der Folge zu einer hohen Sterblichkeit zumeist durch Suizid führt – eine Ausgangspopulation junger Drogenkranker wurde in 7jährigem Follow-up dadurch um jährlich 2% dezimiert (Haastrup und Jespen 1984); darüber hinaus haben Felduntersuchungen einen Anstieg depressiver Syndrome gerade auch bei dieser Altersgruppe nachgewiesen (Klerman et al. 1985, Klerman 1986, Weissman et al. 1986). Für den Bereich der früheren DDR liegen weder verläßliche deskriptive Werte noch auch nur ansatzweise Ursachenanalysen vor, die zur gegenwärtigen sachbezogenen Beurteilung oder zur perspektivischen Planung geeignet wären.

Das individuelle Lebenssuizidrisiko wird durch diese vergleichsweise hohen Raten des frühen Erwachsenen- und Leistungsalters entscheidend mitbestimmt. Ein Mann des Untersuchungsareals überschreitet die kumulative 1-Prozent-Wahrscheinlichkeit bereits im Alter von 40–45 Jahren, eine Frau erst nach dem Erreichen des Rentenalters. Vergleichbare kumulative Mortalitätsberechnungen für andere Todesursachengruppen sind für die Population der früheren DDR nicht bekannt; der Selbstmord dürfte aber unter Abzug der Säuglingssterblichkeit die Überlebenswahrscheinlichkeit mit am stärksten reduzieren. Zugleich trägt er erheblich zu den Geschlechtsunterschieden in der Sterblichkeit bei (Fiolka 1988).

Entsprechend der dem Berechnungsansatz zugrundeliegenden Bevölkerungsstrukturstandardisierung sind diese kumulativen Risiken auch länderübergreifend direkt vergleichbar. Bedeutsam ist in der Rückschau vor allem der Vergleich mit der Altbundesrepublik: das Risiko, an Suizid zu sterben, liegt für einen männlichen Bewohner des Untersuchungsareals bis zum 75. Lebensjahr mit einer Wahrscheinlichkeit von 3,4 % beträchtlich höher als das eines Westdeutschen mit 2,2 %, das einer Frau im Untersuchungsareal mit 1,6 % zeigt den gleichen Unterschied hinsichtlich der Sterbewahrscheinlichkeit an Suizid gegenüber einer westdeutschen Frau mit 0,95 % (Schmidtke und Häfner 1984). Der exponentielle Anstieg der Suizidraten insbesondere bei den Männern ist zwar auch für die Altbundesrepublik konstatiert worden (Wedler 1987), in den fünf neuen Bundesländern führen die hohen altersspezifischen Suizidraten des Leistungs- und noch stärker des Rentenalters aber zu einer weit größeren Steilheit des Anstieges und in der Folge zu der kaum vorstellbaren Wahrscheinlichkeitsaussage, daß ein Mann, der bis zum 90. Lebensjahr nicht an einer anderen Ursache stirbt, eine Suizidsterbewahrscheinlichkeit von 10 % trägt. Verdrängung individueller und kollektiver Natur haben in Verbindung mit einer ungerechtfertigten und politisch motivierten Sekretierung von Daten dazu geführt, daß in der vormaligen DDR in ganz besonderem Maße die „... Bedeutung des Suizids hartnäckig unterschätzt (wurde) ..." (Kreitman 1986, S. 2).

Wie unberechtigt die Vernachlässigung dieser Thematik auch im Verhältnis zu anderen Todesursachen ist, zeigt ein Vergleich mit den Zahlen der Verkehrsunfallstatistik: Während in Schweden im Jahre 1986 2000 Suizide rund 800 Verkehrstoten bei einer Wohnbevölkerung von 8 Millionen gegenüberstehen (Jacobsson und Renberg 1986), betrugen im gleichen Jahr die Zahlen laut Hochrechnung in vorliegender Arbeit 5776 und 1481 (Mally 1987). Die Zahl der Selbstmorde in der DDR übertraf also die der Verkehrstoten um nahezu exakt das Vierfache! Hochrechnungen prognostizieren ein weiteres Ansteigen der Suizidraten bis zum Jahr 2000 für Westeuropa (Kramer und Anthony 1983). Rückläufige Veränderungen der Geburtlichkeit und das ausgeprägte Migrationsverhalten mit den daraus resultierenden Bevölkerungsstrukturveränderungen lassen dies perspektivisch auch für die fünf neuen Bundesländer erwarten.

Die Ursachenforschung in diesem außerordentlich komplexen Problemfeld beschränkte sich auf die psychiatrischen Krankenpopulationen; die Vielzahl anderer zur Realisierung latent vorhandener Selbstmordphantasien führender Faktoren war nicht Untersuchungsgegenstand. Einstellungen und Haltungen zum

Selbstmord selbst sind in der DDR nicht systematisch untersucht bzw. publiziert worden; in den USA berichteten nach jüngsten Studien 12% der Collegestudenten vorangegangene Suizidversuche oder -drohungen, „ernsthafte" Suizidgedanken weitere 20% (Wellman und Wellman 1988), in der Altbundesrepublik 16% der 12- bis 24jährigen über Selbstmordgedanken, von den 30- bis 59jährigen 2-5% über Selbstmordversuche im Verlauf ihres Lebens (Korczak 1988). Summarisch und rückbezüglich kann aus den Realisierungsraten autodestruktiven Verhaltens nur gefolgert werden, daß der Selbstmord als Problemlösungsverhalten in der Bevölkerung des Untersuchungsareals weitgehend akzeptiert wird.

Die Analyse des Verlustes an potentiellen Lebensjahren erlaubt eine differenzierte Bewertung der Todesursachen in bezug auf den Sterbeprozeß auf Potentialebene unter der Annahme einer stationären Bevölkerung. Innerhalb der Todesursachenstruktur der DDR-Bevölkerung war die große Bedeutung des nichtnatürlichen Todes insgesamt für das Sterbegeschehen, insbesondere für die Übersterblichkeit der Männer und für die daraus resultierenden Verluste an potentiellen Lebensjahren, bekannt (Casper 1981a, 1981b, Radoschewski 1983). Nicht beschrieben war bislang die Bedeutung des Suizides als einer Untergruppe des nichtnatürlichen Todes sowie des nichtfremdverschuldeten Unfalls in dieser Beziehung: Die Hälfte aller Todesfälle infolge „äußerer Ursachen" entfällt bei Männern auf diese Todesursache „Suizid" und wiegt damit die Summe der Todesfälle infolge Unfall, Arbeitsunfall, Verkehrsunfall und Tötungsdelikten auf. Fast das gleiche Verhältnis gilt für die Frauen; bei beiden Geschlechtern bleibt das Gewicht dieser Todesursache innerhalb des nichtnatürlichen Todes konstant unabhängig vom gewählten Maßstab der sozialmedizinischen Bedeutung, die 50%-Marke wird auch unter Zugrundelegung des Verlustes an „potentiellen Lebensjahren" im Bereich sowohl von 15–65 wie auch von 0–100 Jahren erreicht. Anders stellt sich das Verhältnis zwischen den Hauptodesursachengruppen innerhalb der Geschlechter dar: Hier differiert die sozialmedizinische Bewertung erheblich in Abhängigkeit vom verwandten Maßstab. Das Ergebnis, daß die Todesfälle infolge äußerer Gewalt durch das gegenüber den anderen Todesursachengruppen wesentlich jüngere Sterbealter bei der PYLL-Analyse auch stärker ins Gewicht fallen, stimmt mit den Ergebnissen zahlreicher internationaler Untersuchungen überein (Wall et al. 1985, Wise et al. 1988). Von Radoschewski (1983) wurden diese Verhältnisse in der Gegenüberstellung der nämlichen IKK-Todesursachengruppen anhand der Absolutzahlen und der PYLL-Analyse von 1–70 Jahren für die DDR bereits gefunden: Bei Männern starben zwar „nur" 8% an der Todesursache „Unfälle, Vergiftungen und Gewalteinwirkungen", 14% hingegen an ischämischer Herzkrankheit, die resultierenden Verluste an potentiellen Lebensjahren jedoch standen in einem Verhältnis von 2:1. Das Verhältnis des Verlustes durch Erkrankungen der IKK-Klassen VII und XVII berechnet sich bei Männern mit 1,33:1, bei Frauen mit 2,05:1. Die nämlichen Verhältnisse berechnen sich im Ergebnis der vorliegenden Untersuchungen mit 1,14:1 und 2,25:1 für den Lebenszeitraum von 0–100 und mit 0,78:1 und 1,41:1 für den Lebenszeitraum von 15–65 Jahren. Unter Berücksichtigung der Berechnungszeiträume ergibt sich eine gleichlautende Aussage.

Neu ist, daß der Verlust an potentiellen Lebensjahren durch äußere Ursachen im Alter von 15–65 Jahren bei Männern fast 30% beträgt und damit in diesem

Altersbereich den ersten Platz in der Todesursachenrangfolge einnimmt. Die Differenzen in der Rangfolge zwischen den beiden PYLL-Analysen erklären sich aus der Abhängigkeit der Ergebnisse von dem zugrundegelegten Altersintervall. Unter inhaltlichen Gesichtspunkten favorisiert der vorliegende Untersuchungsgegenstand ein Altersintervall von 15–65 durch die Tatsache, daß erst ab der unteren Grenze Suizide in nennenswerter Zahl auftreten und eine Aussage zum todesursachenspezifischen Verlust an Lebensjahren im Leistungsalter (die zugleich eine Aussage über „years of productive life lost" (Alderson 1988) ist) angestrebt wurde; daher wurde ein konstanter Endpunkt gewählt und nicht die verbleibende Lebenserwartung gemäß der Sterbetafel gemessen (Romeder und McWhinnie 1977). Bei den Frauen stellt sich diese Gewichtsverschiebung der Einschätzung in Abhängigkeit vom Maßstab analog dar: Auch hier ist das Gewicht der Todesursache „nichtnatürlicher Tod" in der PYLL-Analyse im Alter von 15–65 Jahren viereinhalbmal so groß wie anhand der Einschätzungen auf der Grundlage des Absolutanteils an Verstorbenen und zeichnet für ein Sechstel der Verluste verantwortlich. Auch diese Befunde decken sich mit internationalen Ergebnissen (Wise et al. 1988). Im Vergleich zu vorangegangenen nationalen Analysen stimmen die Ergebnisse mit den PYLL-Werten für das Alter von 1–70 Jahren wiederum gut überein (Radoschewski 1983). Im Zusammenhang mit dem Nachweis, daß die Anteile an den Verstorbenen im Bezirk Magdeburg und in der DDR praktisch identisch waren, kann eine weitgehende Gültigkeit der für das Untersuchungsareal formulierten Aussagen für den Bereich der ehemaligen DDR angenommen werden. Unter Zugrundelegung des PYLL-Verlustes im Alter von 15–65 Jahren kommt bei Männern der äußeren Gewalteinwirkung eine weit höhere Bedeutung als den Todesfällen an Krebs aller Ursachen zu; der Suizid allein zeitigt Verluste an potentiellen Lebensjahren bei Männern entsprechend zwei Dritteln des Gesamtverlustes infolge Krebs aller Ursachen, dreimal soviel wie alle Atemwegserkrankungen zusammen. Bei den Frauen sind die Suizidanteile etwas geringer, noch immer aber ist der Verlust dadurch zweieinhalbmal so hoch wie der infolge aller Todesfälle durch Atemwegserkrankungen und beträgt rund ein Viertel des durch Krebstodesfälle verursachten.

Diese außerordentlich große Bedeutung im Altersbereich von 15–65 Jahren ist auf die hohen Anteile am Sterbegeschehen der jungen Menschen und der des mittleren Leistungslebensalters zurückzuführen. Die altersgruppenbezogene Analyse weist die Anteile des Suizides an der Gesamtmortalität mit 20% vom 15. bis zum 50. Lebensjahr mit Maximalanteilen von über 25% an der Gesamtsterblichkeit im Alter von 25 bis 40 Jahren bei den Männern und von über 10% in der gleichen Lebensspanne bei den Frauen mit einem Spitzenanteil von 25% im Alter von 25–30 aus. Damit ergibt sich für diesen Altersbereich ein tendenziell ähnliches, graduell stärkeres Gewicht des Selbstmordes in der untersuchten Bevölkerung im nationalen und internationalen Vergleich (Alderson 1988, Frederick 1985, Häfner und Schmidtke 1987). Auch diese Betrachtungsebene stützt die Gesamteinschätzung: Nichtnatürlicher Tod im allgemeinen und speziell der Suizid sind ihrer individuell-mitmenschlichen Schicksalhaftigkeit nach, aber auch aus sozialer, volkswirtschaftlicher und gesamtgesellschaftlicher Sicht in der Bevölkerung der neuen Bundesländer ein Problemfeld ersten Ranges. Diese Ergebnisse sollten zu einer gründlichen

Neueinschätzung der Verteilung von Forschungskapazitäten, der Handhabung der Publizität und der Betreuungsressourcen führen.

Der Selbstmord der psychiatrisch Vorbehandelten ist über seine individuelle Tragik hinaus nur vor diesem Hintergrund sozialmedizinisch gegenstandsadäquat zu bewerten. Der Gesamtanteil von 12% bei den Männern und 15% bei den Frauen liegt genau in der Größenordnung von im Design vergleichbaren Untersuchungen etwa in den USA im Staat Missouri (11% der Männer, 15% der Frauen) (Evenson et al. 1982) und in Australien (10% der Männer und 18% der Frauen) (James und Levin 1964), etwas unter den 20% der einzigen DDR-Untersuchung (Arndt 1981) und den Angaben für den Kreis Tübingen (Finzen et al. 1983a) sowie den 40% für den Raum Funen in Dänemark (Linder und Wang 1988). Der proportionale Ausweis nimmt Bezug auf die Suizide der Grundbevölkerung sowie die der Behandelten und damit auch auf deren Zahl – Studien unter Verwendung von kompletten Behandlungsregisterdaten, d. h. also unter Einbeziehung auch ambulant psychiatrisch Mitbehandelter, haben erwartungsgemäß noch weit höhere Anteile von bis zu 63% (Sundqvist-Stensman 1987a) finden können. So beruht die Aussage von 43% psychiatrisch Vorbehandelten unter den 776 Selbstmördern innerhalb eines Zehnjahreszeitraumes in einem Distrikt im Staate New York von Babigian (1986) auf der Tatsache, daß von der Gesamtbevölkerung dieses Areals von rund 712000 Menschen 96000 psychiatrisch betreut worden waren. Mit 1500–2000 Behandlungsfällen/Jahr aus dem Untersuchungsareal, die noch weit weniger Personen repräsentieren, werden diese Verhältnisse nicht annähernd erreicht – damit ist auch keine direkte Vergleichbarkeit gegeben. Die multifaktoriell bedingte Inanspruchnahme im Einzugsbereich der Landesnervenklinik Haldensleben erwies sich über das Jahrzehnt hinweg allerdings als außerordentlich stabil – die Ergebnisse dieser Studie dürften daher – unter Berücksichtigung der meines Wissens erstmals explizit ausgewiesenen studiendesignbedingten Unterschätzung von 10% in bezug auf die stationär behandelten neuropsychiatrischen Patienten des Einzugsbereiches – als repräsentative Schätzung für die Zukunft dienen können. Hinsichtlich der Schätzgüte machten es die in der Tat bestehenden „... nur ganz besonderen Bedingungen möglich, Suizidfälle nach der Entlassung einigermaßen vollständig zu erfassen" (Finzen et al. 1983c, S. 123). Größenordnungsmäßig angesichts des verwandten „weiten Schizophreniekonzepts" (Cooper et al. 1987) mit den Ergebnissen internationaler Untersuchungen (Eaton 1986, Häfner und An der Heiden 1985, Jablensky 1986) etwa vergleichbare Größen des anhand der Behandlungsdaten ermittelten kumulativen Schizophrenieerkrankungsrisikos von 0,5% bzw. 0,8% bei Männern bzw. Frauen respektive Inzidenzraten von 0,13/1000/Jahr bzw. 0,16/1000/Jahr und vergleichbare Fallzahlen und Altersstrukturdaten der wegen depressiver Syndrome und Alkoholkrankheit in der Landesnervenklink Haldensleben im Verhältnis zur DDR betreuten (Institut für Planung und Organisation des Gesundheitswesens 1989) sprechen darüber hinaus für die landesweite Gültigkeit der Gesamtaussagen zumindest für die in anderen dezentral gelegenen Großkrankenhäusern behandelten Krankenpopulationen.

Neuropsychiatrisch Vorbehandelte finden sich in sehr unterschiedlicher Häufigkeit unter den Suizidenten der einzelnen Altersgruppen. Diese Häufigkeitsverteilung ist Resultante der Manifestationsalter der klinisch behandlungsbedürftigen psychischen Erkrankungen, ihrem Suizidrisiko und den Zeiträumen zwischen Krankheitsmanifestation und Selbstmordrealisierung. Der geringe Prozentsatz unter den Jüngeren erklärt sich so vorwiegend aus dem lebenszeitlich späteren Erstmanifestationsalter der Krankheiten; entsprechend machen unter den jeweils rund 10% klinisch Vorbehandelten bei Männern und Frauen im Alter von 15 bis unter 30 Jahren mit einem Drittel bis der Hälfte Schizophrene den größten Teil aus. In den Altersgruppen vom 30. bis 50. Lebensjahr finden sich bei Männern zwischen 20 und 25%, bei Frauen 20–35% Vorbehandelte. Auch andere Autoren bestätigten in etwa diese Altersverteilung (Babigian 1986, Finzen et al. 1983a) und sahen in der DDR ehemalige Patienten „vorwiegend bei den mittleren und jüngeren Jahrgängen wieder" (Krostewitz), s. auch Arndt (1981). Gegenläufige Sucht- und Psychoseinzidenzen beider Geschlechter sind hauptsächlich für die geschlechtsgebundenen Differenzen der Krankenanteile an den Suiziden in diesem Lebensintervall verantwortlich: Bei den Frauen entsprechen 20 vorbehandelte Schizophrene 12% aller Suizide, die wiederum entsprechend dem Anteil des Suizids an der Gesamtsterblichkeit 1% der Mortalität insgesamt bedingen. Infolge des höheren durchschnittlichen Manifestationsalters und des größeren Intervalls zwischen Ersterkrankung und Selbstmord spielen depressive Patienten hier noch eine untergeordnete Rolle. Schizophrene Männer machen nur 4% aus – Folge der insgesamt höheren Suizidsterblichkeit im allgemeinen und des weit höheren Anteils klinisch bekannter Suchtkranker von rund 8%. Da der Anteil des Suizids an der Gesamtsterblichkeit doppelt so hoch wie bei den Frauen liegt, tragen hier beide Gruppen zusammen 2% der Gesamtsterblichkeit. Infolge der erkennbar vielfältigen Bedingtheiten dieser Proportionen mit ihrer Abhängigkeit von der Gesamtsterblichkeit, der alters- und geschlechtsgebundenen Suizid- sowie der Krankenmortalität und den Erhebungsmodalitäten sind diese Ergebnisse mit den Verhältnissen anderer Länder kaum noch vergleichbar – etwa mit dem für Italien publizierten Anteil von „psychisch Kranken" unter den Suizidenten von rund 40% bei einer Suizidrate von („nur") 4–6/100000 Männer und 3/100000 Frauen – bestimmt durch die Polizei(!) (Williams et al. 1986).

Erstaunlich ist der geringe Anteil ehemaliger Patienten unter den Selbstmördern des höheren Lebensalters. Dem Design und den Erfassungsmodalitäten nach müßte – abgesehen von Einzelfällen mit Namensänderungen, über die daraus resultierende Fehlerquote liegen kaum systematische Untersuchungen vor, sowie von wohnortwechselbedingten Verlusten, die insgesamt gering waren – prinzipiell die vollständige Erfaßbarkeit gegeben sein. Zwei Sachverhalte tragen offenbar zu diesem Resultat bei: Einerseits ist die Sterblichkeit infolge anderer Ursachen auch erhöht – dies belegen die Analysen für die Krankheitsgruppen sowohl der Alkoholiker als auch der Depressiven und Paranoiden. Dies führt zu einer überproportionalen zwischenzeitlichen Reduzierung der Entlassungskohorten und so zum Fehlen dieser Patienten unter den Suizidtoten des höheren Lebensalters. Die Dauer der Nachverfolgung in der vorliegenden Arbeit erlaubt aber noch kein zuverlässiges Urteil über das Ausmaß der so bedingten Reduktion. Zum anderen aber darf im Ergebnis der vorliegenden Untersuchungen als sicher gelten, daß sich das Lebensschicksal hinsichtlich des Suizides in der Tat relativ früh entscheidet – ganz offensichtlich ist dies bei den Paranoiden, da sich kein einziger ehemaliger männlicher Patient unter den 417 und „nur" 3 Frauen unter 350 Toten des höheren Lebensalters über 65 Jahre fanden. Aufgrund der nicht vollständigen Kohortenverfolgung der vor 1977 Entlassenen kann die Zahl der Frauen zwar nicht in Beziehung zu den noch Überlebenden gesetzt und damit auch anteilmäßig nicht hochgerechnet werden, dürfte aber mit an Sicherheit grenzender Wahrscheinlichkeit im Zufallsbereich liegen. In Verbindung mit der Entlassungskohortenanalyse der identifizierten Suizidenten kann gefolgert werden: Unter den gegenwärtigen Betreuungs- und allgemeinen Lebensbedingungen ist das Schicksal der Paranoiden durch eine lebenszeitbezogen frühe Entscheidung, behandlungsverlaufsbezogen innerhalb von 10 Jahren nach letzter klinischer Betreuung, charakterisiert. Die Suizidwahrscheinlichkeit nimmt nach Erstmanifestation im Langzeitverlauf ab. Diese Ergebnisse unterstützen tendenziell die anhand der weiter unten diskutierten exponentiellen Abnahme des Suizidrisikos im Zehnjahreszeitraum gemachten Aussagen. Inhaltlich stimmt dies mit der klinisch-psychiatrischen Erfahrung der häufigen Symptomreduktion bei Schizophrenen im höheren Lebensalter überein. Bei den Depressiven stellt sich die Situation etwas anders dar, insbesondere bei den Frauen: Sie tragen das Risiko wesentlich länger als die Paranoiden, im Rahmen der Untersuchung muß offen bleiben, ob sich der Suizid dann letztendlich als erneute phasische Depressionsmanifestation oder als Bewältigungsmechanismus bei Altersproblemen erklärt – jedenfalls scheint eine vorangegangene Depression zu einem autodestruktiven Problemlösungsverhalten auch noch im höheren Lebensalter zu disponieren (Angst 1987b).

Andere Diagnosegruppen stellen in Übereinstimmung mit einer Vielzahl internationaler Studien (Sundqvist-Stensman 1987a, Black 1985a, 1985b, 1985c) nur geringe Anteile unter den Suizidenten. Sie verdienen Aufmerksamkeit, auch wenn sie sich nicht mit statistischen Maßstäben messen und aufarbeiten lassen. Stellvertretend seien hier die ursprünglich wegen neurologischer Syndrome Behandelten erwähnt: Die Krankenblattdurchsicht ergab, daß beide Patienten während des stationären Aufenthaltes sehr „klagsam" waren, hartnäckige Schlafstörungen behandelt werden mußten, eine „Niedergeschlagenheit" auf die neurologischen Beschwerdekomplexe, für die sich nur Mikrobefunde als Erklärung fanden, zurückgeführt wurde. Hier scheint es sich nicht um ein „zufälliges" Zusammentreffen von klinischer Behandlung und Suizid gehandelt zu haben: Rückblickend stellt sich bei beiden die Frage, ob hier nicht vielmehr larvierte bzw. vorwiegend hypochondrisch gefärbte Depressionen bereits klinisch vorlagen, die nicht als solche erkannt und daher auch nicht adäquat behandelt wurden.

Sechs behandelte Epileptiker suizidierten sich in der Folge. Ihre erhebliche Selbstmordneigung ist aus der Literatur hinreichend belegt (Wolfersdorf und Fröscher 1987), im Ergebnis einer Metaanalyse recherchierte Barraclough ein 5fach erhöhtes Risiko für die Gesamtheit und ein 25fach erhöhtes für die an Temporallappenepilepsie Erkrankten (Barraclough 1987a, 1987b). Zurückgeführt wird dies auf die Tatsache, daß Depressionen bei Epileptikern häufiger als in der Durchschnittsbevölkerung auftreten (Engel et al. 1986). Die Hospitalisierungsraten von Epileptikern wegen depressiver Syndrome wurden – allerdings nicht unwidersprochen (Van Sweden et al. 1986) – vierfach höher als in der Bezugspopulation bestimmt bei einer gleichzeitigen Überrepräsentation von Patienten mit komplexen Partialanfällen; im Zusammenhang mit einem gleichzeitig häufig nachweisbaren linkshemisphäriell lateralisierten EEG-Fokus wurde der Verdacht auf eine beiden Syndromen gemeinsam zugrunde liegende limbische Dysfunktion geäußert (Mendez et al. 1986). Andererseits wurde die klinischen Psychiatern wohlbekannte Tatsache des Auftretens depressiver Verstimmungszustände im Anfallsvorfeld und eine oft dramatische postiktale Stimmungsaufhellung durch die Opioidhypothese erklärt: Bei Epileptikern mit häufigen Iktus trete eine adaptive Gewöhnung an erhöhte Freisetzung endogener Opioide auf, Absinken dieser Spiegel – ggf. durch erfolgreiche medikamentöse Anfallsprophylaxe(!) – liege den Depressionen zugrunde (Engel et al. 1986). Retrospektiv waren diese Zusammenhänge nicht verifizierbar, das Suizidrisiko ist aber neben dem Anfallsrisiko stets im Rahmen einer Langzeitbehandlung zu berücksichtigen.

Die Diagnosekategorien „301" und „300" wurden nicht komplett nachverfolgt, sind daher nicht personenbezogen analysierbar, und 6 weibliche und 11 männliche Suizide dieser ehemaligen Patienten können so nur den Verdacht einer diagnosebezogenen Suizidübersterblichkeit begründen. Psychotherapeuten verschiedener Schulen sind sich einig hinsichtlich der z. T. auch therapiemitbedingten diesbezüglichen Risiken – Schultz-Henke formulierte pointiert, daß „... die Heilung aller Schwergehemmten am Selbstmord vorbeiführt" (Schultz-Henke 1989, S. 311). Black et al. (1985c) fanden eine achtfach erhöhte poststationäre nichtnatürliche Sterblichkeit bei neurotischen Männern. Andere Autoren bestätigten das erhöhte Suizidrisiko (Seager 1986, Zilber et al. 1989). Sims (1986) sowie Sims und Prior (1978) belegten eine bis sechsfache Erhöhung des poststationären Suizidrisikos und darüber hinaus eine signifikant erhöhte natürliche Sterblichkeit an Krankheiten des nervalen, Atmungs- und Herz-Kreislauf-Systems im Langzeitverlauf bis 15 Jahre poststationär. Die Notwendigkeit eines prospektiv und somit valide über die IKK-Klassifikation hinausgehenden Untersuchungsansatzes besonders bei der weiteren Mortalitätsanalyse dieser Krankheitsgruppe ergibt sich durch Hinweise auf syndromatologisch differenzierte Sterberisiken innerhalb der Gesamtgruppe: Während Konversions- und Zwangsneurosen („somatization disorder" und „obsessive-compulsive disorder") keine Übersterblichkeit zeigten (Coryell 1981a, 1981b), existieren Hinweise dafür bei Angstneurosen (Coryell et al. 1986), vorwiegend bei Männern, die eine den Depressiven vergleichbare Suizidübersterblichkeit und auch Übersterblichkeit an Herz-Kreislauf-Krankheiten zeigten (Coryell et al. 1982).

Insgesamt wird mit dem Fakt „klinisch-neuropsychiatrisch behandelt" aus der Allgemeinbevölkerung bereits eine Risikogruppe definiert. Ihr Anteil an den Gesamtsuiziden bestimmt aus sozialmedizinischer Sicht die potentiellen Möglichkeiten und Grenzen einer auf diese Gruppe fokussierten sekundären Suizidprophylaxe im Rahmen der generellen Suizidprävention: Bei erfolgreichem Bemühen wäre eine Reduktion der Selbstmordtoten im Leistungsalter bis zu einem Viertel möglich. In maßgeblicher Weise würde dadurch die Übersterblichkeit des männlichen Geschlechts beeinflußt werden. Die identischen kumulativen Suizidwahrscheinlichkeiten würden bei beiden Geschlechtern ab etwa dem 40. Lebensjahr 5 Jahre später erreicht werden.

Die suizidprophylaktische Effizienz spezieller Suizidpräventionszentren ist in der Literatur umstritten (Reimer 1986). Dazu tragen nicht zuletzt Probleme der

Effizienzmessung bei: Sowohl der zeitliche Vergleich der Suizidraten in gleichen Arealen vor und nach wie auch der Suizidraten in Arealen mit und ohne Suizidpräventionszentren wird durch eine Vielzahl von „Störvariablen" verzerrt und beeinträchtigt (Kurz und Möller 1982). Die hier ermittelten sozialmedizinischen Eckdaten liefern insofern auch einen methodischen Beitrag zur Suizidprävention, als sie für den Teilbereich der sekundären Suizidprophylaxe das Wirkungsfeld, die Einflußmöglichkeiten, die exakten diesbezüglichen Effizienzkriterien konsequenter Dispensairebetreuung abstecken und auch die Möglichkeiten statistischer Evaluation aufzeigen: 1986 beispielsweise formulierte Kreitman in der „Psychiatrie der Gegenwart": „... der rasche Einsatz von gezielten Behandlungsmaßnahmen und womöglich... der Beginn einer sekundären Prävention müßten eigentlich zu einer gewissen Senkung der Suizidrate führen. Diese Feststellung ist bis heute indessen mehr Überzeugung als belegt" (Kreitman 1986, S. 102). Die vorliegenden Ergebnisse lassen es als ausgeschlossen erscheinen, daß der klinisch unbestrittene Nachweis etwa der suizidprophylaktischen Wirkung der thymoleptischen Behandlung statistisch auf Bevölkerungsebene überhaupt geführt werden kann – jedenfalls für Populationen wie die des Untersuchungsareals: Die vollständige Verhinderung des Selbstmordes der 19 depressiven Männer unter 1223 und der 28 Frauen von 718 Gesamtsuiziden ist statistisch nicht von den Zufallsschwankungen der Suizidraten zu differenzieren. Die Evaluation der Sekundärprophylaxe kann sich allenfalls in landesweiten Verbundstudien auf ausgewählte Altersgruppen mit den höchsten Anteilen beziehen, weit besser wäre die langfristige individuelle Nachverfolgung sukzessiver Entlassungskohorten.

Die exakte Bedeutung der Erkrankung für das Lebensschicksal der Krankenpopulationen ist erst durch ein vollständiges Follow-up zu erfassen, wie es für die erstbehandelten Alkoholkranken, Depressiven und Paranoiden in der vorliegenden Arbeit durchgeführt werden konnte. Die Vergleichbarkeit mit den Ergebnissen anderer Mortalitätsstudien der aufgeführten Krankheitsgruppen ist primär neben nichtestimierbaren Einflüssen transkulturell unterschiedlicher Diagnosestrategien eingeschränkt durch Differenzen des Patientensampling: So wird nur in 5 (Eastwood et al. 1982, Jorgensen und Mortensen 1990, Weeke 1979, Weeke und Vaeth 1986, Weeke et al. 1987) von insgesamt 25 (Allebeck und Wistedt 1986, Berglund et al. 1987a, Black et al. 1985a, 1985b, 1985c, 1985d, Buda et al. 1988, Evenson et al. 1982, Herrmann et al. 1983, Lehmann et al. 1988, Mackenzie et al. 1986, Martin et al. 1985a, 1985b, Mortensen und Juel 1990, Ogawa et al. 1987, Rabins et al. 1985, Tsuang 1978, Tsuang und Woolson 1978, Tsuang et al. 1980, Zilber et al. 1989) Studien expressis verbis ausgeführt, daß die Nachverfolgten erstbehandelte Patienten sind, mehrheitlich wird auf alle innerhalb eines begrenzten Zeitraumes Entlassenen Bezug genommen; einmal der Anteil der Erstbehandelten mit 79% vermerkt (Ogawa et al. 1987). Z. T. handelt es sich um eine gemischte Klinik- und Ambulanzklientel (Koranyi 1977, Babigian 1986, Fawcett et al. 1987), bis Anfang der 80er Jahre wurden die Raten für stationären und ambulanten Patientenstatus nicht getrennt berechnet (Evenson et al. 1982). Inhaltlich folgt streng genommen Unvergleichbarkeit der Ergebnisse, sofern der Sterbeprozeß nicht gleichmäßig über die Lebenszeit verteilt ist, worauf bereits die Sterbealterverteilung hinweist. Zugleich ist ohne Beschränkung auf Erstbehandelte keine zeitbezogene Erfassung der krankheitsattribuierten Sterblichkeit mehr möglich, wie sie die vorliegenden Daten erlauben.

Der vielen Studien zugrundeliegende Vergleich von Kranken- und Sterberegistern unterschätzt zudem wahrscheinlich generell die Mortalität der untersuchten Ausgangspopulation: „This feature is an inherent characteristic of record linkage studies... in which a hospital or register list is matched to death certificates without actual physical tracing of subjects" (Black 1985a, S. 71), s. auch Häfner und Bickel (1989). Die Qualität dieser direkten Nachverfolgung ist ein weiterer unmittelbar die Aussagegüte bestimmender Faktor: Ein Teil der Studien weist sie nicht aus, der Anteil nicht Nachverfolgbarer schwankt zwischen 1,2% nach 6,9 Jahren (Martin et al. 1985a), 3% nach 30–40 Jahren (Tsuang und Woolson 1978, Tsuang et al. 1980), 5% nach 4 Jahren (Fawcett et al. 1987), 7% nach 21–27 Jahren (Ogawa et al. 1987), 8% nach 11 Jahren (Lehmann et al. 1988), 10% nach 4 Jahren (Herrmann et al. 1983), 21% nach 6 Monaten und 37% nach 1 Jahr (Avery und Winokur 1976, 1978). Mit einem der behördlichen Ermittlung geschuldeten minimalen Verlust von 0,6% darf die vorliegende Studie als beispielhaft und vergleichbar den extrem hohen Nachverfolgungsquoten der dänischen Studien gelten, inhaltlich sind damit hohe Mortalitätswerte, methodisch a priori Aussagen von hoher Qualität und Realitätsnähe zu erwarten.

Den Eindruck hoher Gesamtsterblichkeit der drei Patientengruppen vermitteln schon die absoluten Zahlen und die auf ihrer Grundlage berechneten innerhalb eines „durchschnittlichen Follow up" von 4,5 Jahren von der Ausgangspopulation (ohne Verzogene) an allen Todesursachen Verstorbenen: 13% der männlichen und 10,3% der weiblichen Paranoiden, 23,3% der männlichen und 8,0% der weiblichen Depressiven und 16,4% der männlichen und 5,9% der weiblichen Alkoholkranken waren zum Untersuchungsstichtag nicht mehr am Leben.

Die vorliegenden Kaplan-Meier-Schätzungen der Überlebenswahrscheinlichkeiten zeigen in der Zeitkontinuität, welchen maßgeblichen Einfluß die jeweilige Erkrankung auf das Lebensschicksal in den folgenden 10 Jahren hat. Der Mangel an kontinuierlichen Schätzungen der Überlebensfunktionen wie der vorliegenden wurde bereits von Guze und Robins (1970) in ihrer Metaanalyse als gravierend konstatiert – bislang sind dem Verfasser Überlebensfunktionsbestimmungen für die drei untersuchten psychiatrischen Krankenpopulationen insbesondere aus dem deutschsprachigen Raum nicht bekannt. Ihre Relevanz für die wissenschaftlich begründete Prognosestellung und die Planung und Durchführung von auf diese Gruppen bezogenen Langzeitstudien ist evident. Nachteilig wirkt sich dabei bezüglich der Aussagegenauigkeit die mit der Dauer der Nachverfolgung rasch zunehmende Breite des Vertrauensintervalls aus – Folge der zeitparallel geringeren Patientenzahlen. Die Abnahme dieser wesentlichen Bezugsgröße ist dabei partiell designbedingt durch die sukzessive Rekrutierung der Behandlungskohorten, die die Folgen der Ausfälle durch Tod und Verzug noch verstärkt.

Es steht außer Zweifel, daß die berechneten Überlebensfunktionen Ausdruck einer im Vergleich zur Durchschnittspopulation erheblich höheren Gesamtsterblichkeit der drei untersuchten psychiatrischen Krankheitsgruppen ist. Signifikant erhöhte Standardmortalitätsraten für – jeweils männliche und weibliche – Paranoide von 8,5 und 6,4, Depressive von 9,6 und 3,2 und Alkoholkranke von 6,9 und 3,7 belegen dies zweifelsfrei. Es besteht prinzipielle Übereinstimmung mit einer Vielzahl internationaler Studien (Black et al. 1985a, 1985b, 1985c, Eastwood et al. 1982, Häfner und Bickel 1989, Helgason 1977, Martin et al. 1985a, 1985b, Simpson 1988, Tsuang et al. 1980, Tsuang und Simpson 1985, Zilber et al. 1989). Im einzelnen sind die gefundenen Standardmortalitätsraten allerdings weit höher als die meisten der in der Literatur mitgeteilten. Eine wesentliche Partialursache dafür dürfte im bereits kritisierten Fehlen der strengen Trennung zwischen Erst- und wiederholt Behandelten in den genannten Arbeiten liegen – im Ergebnis tragen zu ihrer Aussage zur poststationären Gesamt- (und Partialursachen-!)Übersterblichkeit Patienten mit unterschiedlichsten Krankheitsdauern bei. Die Kranken mit längerem Verlauf haben aber eine geringere Übersterblichkeit, aus ihrer Einbeziehung in die Berechnung, ohne daß eine Differenzierung der Beiträge der einzelnen Behandlungskohorten möglich wäre, resultiert eine in ihrem Ausmaß nicht abschätzbare Senkung der auf den Gesamtnachverfolgungszeitraum bezogenen Standardmortalitätsrate. Im Ergebnis der vorliegenden Untersuchungen erweist sich gerade dieser Bezug als bedeutsam für Diagnose- und Geschlechtsvergleich sowie Prophylaxe: In den ersten zwei Jahren nach der Erstbehandlung ist das Sterberisiko fast einheitlich in den untersuchten Krankheitsgruppen um das Zehnfache erhöht, lediglich für die weiblichen Suchtkranken gestatten die kleinen Zahlen keine zuverlässige Aussage. Die geschlechtsgetrennte Betrachtung weist dann nach, daß depressive Männer sogar zwanzigfach stärker, depressive Frauen „nur" fünffach stärker als ihre jeweilige Bezugspopulation gefährdet sind. Diese weitaus stärkere Gefährdung des männlichen Geschlechts ist bereits gut dokumentiert (Modestin und Kopp 1988, Dingman und McGlashan 1986). Diese Gefährdung nimmt in allen Gruppen nach der Entlassung mit der Zeit ab, auch dies stimmt mit den Ergebnissen nahezu aller internationalen und nationalen Untersuchungen überein (Arndt 1981, Black et al. 1985a, Eastwood et al. 1982, Beskow 1987, Pokorny 1983, Roy 1982a, 1982b, Seager 1986), obwohl sie über den untersuchten Zeitraum hin erhöht bleibt und damit alle statistisch geprüften Gruppen ein deutliches Langzeitrisiko tragen. Der unmittelbar poststationäre Ersterkrankungszeitraum erscheint nicht nur organisatorisch der Betreuung am leichtesten zugänglich, sondern die Patienten in dieser Zeit auch am nachsorgebedürftigsten.

Methodisch ist hinsichtlich der Standardmortalitätsraten und ihrer Interpretation grundsätzlich anzumerken, daß ihre Abschätzung sich auf der Grundlage der Sterbewahrscheinlichkeiten der Tafel dann relativ einfach gestaltet, wenn gemäß internationalen Gepflogenheiten die geringen Beiträge, die ja auch die Verstorbenen der Diagnosegruppen zu den Sterbewahrscheinlichkeiten der Sterbetafel beigesteuert haben, nicht berücksichtigt werden. Bei den Suiziden ist diese Vernachlässigung nicht opportun angesichts des ermittelten großen Einflusses der Psychiatriepatienten auf die Suizidsterbewahrscheinlichkeiten bestimmter Altersgruppen. Korrekterweise – aber schematisch – wäre jede relative diagnosegruppenbezogene Rate unter Aussparung der Suizidmortalität jeder Gruppe, aber Nichtaussparung der beiden anderen zu berechnen gewesen mit dem Ergebnis von drei voneinander differierenden Erwartungswerten. Aus diesem Dilemma wurde als günstigste Variante die Berechnung eines einheitlichen Erwartungswertes unter Vernachlässigung aller neuropsychiatrisch stationär Behandelten gewählt, der entsprechend zu interpretieren ist. Die daraus resultierende leichte Überschätzung des Suizidrisikos wird durch die Nichterfassung von 10% außerhalb stationär Behandelter gegenläufig adjustiert. Die berechneten „natürlichen" Standardmortalitätsraten beinhalten aus dem Sterbetafelbezug heraus auch die Suizide der Altersgruppen, bei der Signifikanzprüfung der ermittelten Raten handelt es sich also um sehr „konservative" Schätzungen.

Die Differenzierung der Gesamtsterblichkeit nach den untersuchten Todesursachengruppen zeigt überraschend, daß auch bei den depressiven und paranoid Erkrankten „nur" die Hälfte der gesamten Übersterblichkeit vom Suizid getragen wird; die andere Hälfte von der Kategorie „Nichtsuizid", die hier bis auf zwei Ausnahmefälle natürliche Sterblichkeit meint. Diese zwei Unfalltoten im Zehnjahreszeitraum unter insgesamt 667 widerlegen eine Gefährdung dieser beiden Patientengruppen durch nichtfremdverschuldeten Unfall. Sie sind auch nicht überdurchschnittlich gegenüber der Referenzpopulation durch tödliche Verkehrsunfälle i. S. von insbesondere Verkehrsunfällen ohne Fremdbeteiligung – sogenannten „Einautounfällen" – gefährdet. Da im Untersuchungsareal eine Vielzahl nicht hier Ansässiger verunfallten und die Wahrscheinlichkeit einer Verunfallung Ansässiger außerhalb danach auch erheblich ist, kann diese Aussage nur unter Vorbehalt getroffen werden. Immerhin stimmen diese Ergebnisse mit Literaturangaben von einer nicht überproportionalen Gesamtbeteiligung an Verkehrsunfällen etwa bei der mehrjährigen Analyse der Verkehrsunfallbeteiligung von 271 Schizophrenen (Crancer und Quiring 1969) überein, tendenziell widersprechen sie anderen Angaben über eine höhere Verkehrsunfallgefährdung von Manisch-Depressiven und auch Schizophrenen (Waller 1965). Das weitgehende Fehlen Vorbehandelter unter den sogenannten „Einautounfällen" ist i. S. der Seltenheit von in dieser Art „maskierten" Suiziden unter unseren soziokulturellen Bedingungen in Übereinstimmung mit anderen Autoren (Diehl 1985, Miltner und Bartz 1984, Souetre 1988, Schmidt et al. 1977, Tabachnik et al. 1966) zu interpretieren und kann die Annahme auch „unbewußter autodestruktiver Impulse" ehemaliger Psychiatriepatienten (Selzer und Payne 1962), jedenfalls ihrer tödlichen Verkehrsrelevanz, nicht stützen. Dies betrifft angesichts von insgesamt 2 identifizierten Alkoholkranken unter 3 vorbehandelten Verkehrstoten in Übereinstimmung mit einigen amerikanischen Aussagen (Richman 1985) und im Gegensatz zu anderen (Selzer et al. 1968, Selzer 1969, Waller und Turkel 1966) auch die Suchtkrankenpopulation. Die Möglichkeit im Einzelfall wurde eindrucksvoll geschildert (McDonald 1964); weitere Untersuchungen sind dringend notwendig (Simpson 1985). Methodisch folgt, daß damit zugleich auch die potentiellen Möglichkeiten einer Unterschätzung der Suizidraten stark eingeengt sind.

Die mehrfache Erhöhung der natürlichen Sterblichkeit psychiatrischer, auch depressiver und paranoider Patienten, wurde bereits wiederholt beschrieben (Häfner und Bickel 1989). Schwalb et al. (1987) fanden unter chronischen Psychiatriepatienten zwar keine erhöhte Suizidmortalität, jedoch eine deutliche natürliche Übersterblichkeit insbesondere durch eine zehnfach höhere Sterblichkeit an Atemwegserkrankungen, vor allem jüngere Patienten waren betroffen. Die Sterblichkeit an Karzinom war nicht erhöht. Bei psychiatrischen Ambulanzpatienten wurde demgegenüber ein hoher Prozentsatz organisch Vorerkrankter unter den später Verstorbenen diagnostiziert, darunter auch mehrere Karzinome sowie

Diabetiker (Koranyi 1977). Eine retrospektive Krankenblattanalyse ergab für unsere später Verstorbenen keine diesbezüglichen Hinweise.

Die Ursache für die resultierende natürliche Übersterblichkeit konnte mit dem Untersuchungsansatz letztendlich nicht gesichert werden; die Regressionsanalyse der natürlichen Sterblichkeit über den Zehnjahreszeitraum ergab aber einige für die einzelnen Diagnosegruppen wesentliche Befunde: Bei den Paranoiden besteht kein Zusammenhang zwischen der Rezidivhäufigkeit und der für Männer und Frauen mit einer Standardmortalitätsrate von 3,0 bzw. 2,6 signifikant erhöhten natürlichen Sterblichkeit – diese geht somit auch nicht der Intensivbehandlungshäufigkeit, wie sie jeder innerklinischen Behandlung unseres Hauses unterstellt werden kann, parallel. Das gleiche gilt für die Dauer der Indexepisode und damit die initiale Krankheitsschwere. Zugleich mit der nachgewiesenen Korrelation zum Patientenalter entspricht dies einer Vorverlagerung der natürlichen Sterblichkeit in allen Altersgruppen Paranoider. Ganz gleichgelagerte Ergebnisse fanden Herrmann et al. (1983) unter Verwendung des Psychiatrieregisters von Oxford: Bei der Hälfte der Todesfälle infolge Gewalteinwirkung bestand bei Schizophrenen eine deutliche natürliche Übersterblichkeit an ischämischer Herzkrankheit, Zilber et al. (1989) bestimmten demgegenüber eine signifikant erhöhte natürliche Sterblichkeit infolge Infektionskrankheiten bei statistisch geringerer kardiovaskulärer Todesrate. Insgesamt sind die Ergebnisse zur Übersterblichkeit infolge einzelner Krankheiten noch widersprüchlich (Harris 1988). Einen beachtenswerten Hinweis für eine mögliche Heterogenität des Ausgangssamples – insbesondere unter Berücksichtigung der Zeitverteilung mit einem Maximum kurze Zeit nach der Entlassung – geben Untersuchungsergebnisse jüngeren Datums, die unter Einsatz jetzt erst verfügbarer Untersuchungstechnik – insbesondere der zerebralen Computertomographie – unter 268 als schizophrene Ersterkrankung Eingewiesenen über 5% zerebralorganisch Begleiterkrankte fanden (Johnstone et al. 1987). Einzelfälle von als schizophren Fehldiagnostizierten mit insbesondere frontalen Hirntumoren wurden berichtet (Ron 1989).

Bei den depressiven Frauen (mit einer natürlichen Standardmortalitätsrate von 1,9) ergibt die Regressionsanalyse ein gleichgelagertes Bild. Hochgradig auffällig ist die Tatsache, daß es keinen Zusammenhang zwischen der mit einer Standardmortalitätsrate von 4,4 signifikant und fast so stark wie die der Alkoholkranken gesteigerten natürlichen Sterblichkeit und dem Alter der depressiven Männer gibt. Bei jungen Depressiven ist also eine noch weit größere Übersterblichkeit im Verhältnis zu ihrer Altersgruppe zu vermuten, die Kleinheit der resultierenden Zahlen läßt jedoch eine weitere Gruppenaufsplitterung mit statistischen Berechnungen nicht mehr zu. In der Literatur wurden von einigen Autoren keine erhöhten natürlichen Mortalitätsraten bei Depressiven gefunden (Black et al. 1985c, Martin et al. 1985b), andererseits aber nachgewiesen (Eastwood et al. 1982, Tsuang et al. 1980, Zilber et al. 1989). Die bei weitem umfangreichsten Studien von Weeke (Weeke 1979, Weeke und Vaeth 1986, Weeke et al. 1987) stimmen in ihren Aussagen mit den vorliegenden Ergebnissen überein. Unter Verwendung des dänischen Psychiatrieregisters war es möglich, die natürliche Übersterblichkeit anhand der Zahl von 3795 manisch-depressiven Kranken zu bestätigen. Mittelbar konnte sie darüber hinaus durch den Vergleich der vor Einführung der trizyklischen Antidepressiva in die klinische Praxis Behandelten 1133 mit den danach diagnostizierten 2662 Patienten für einen Nachverfolgungszeitraum von durchschnittlich 4,5 Jahren sogar eine vergleichsweise Senkung der bei beiden Gruppen signifikant erhöhten kardiovaskulären Sterblichkeit für die Antidepressivaära nachweisen und eine gleich große Übersterblichkeit für zerebrovaskuläre, ischämische und andere Herzkrankheiten. 41% der Verstorbenen wurden obduziert. Einziger Mangel ist die nicht unmittelbare Personenbezogenheit der Studie.

Die Ursache dieser natürlichen Übersterblichkeit ist von größtem praktischen Interesse. Bekannt ist, daß bestimmte Persönlichkeitsfaktoren sowohl zur Entwicklung von Koronarerkrankungen disponieren als auch direkt zu kardialen Rhythmusstörungen bis hin zum Kammerflimmern oder zur Asystolie führen können, die in den USA für jährlich 450000 Todesfälle verantwortlich zeichnen sollen (Lipowski 1980). Andererseits ist auch ein möglicher Zusammenhang mit der Verordnung trizyklischer Antidepressiva nicht a priori von der Hand zu weisen, die hinsichtlich ihrer Kardiotropie als Antiarrhythmika der Chinidingruppe einzuordnen sind, woraus insbesondere bei Vorschädigungen des Reizleitungssystems die Gefahr von Blockierungen bis hin zum plötzlichen Herztod resultiert (Prager et al. 1985). Rabins et al. (1985) fanden in der Nachverfolgung eine erhöhte Mortalität der zum Entlassungszeitpunkt als kardiovaskulär erkrankt diagnostizierten Depressiven im Vergleich mit den Herz-Kreislauf-Gesunden, Yates und Wallace (1987) bei bipolar Erkrankten ein gehäuftes Auftreten von Risikofaktoren. Der gegenwärtige Forschungsstand erlaubt keine definitiven Aussagen; die Aufklärung dieser Beziehung könnte aber wesentliche Verbesserungen in der Therapie, Früherkennung und natürlichen Lebenserwartung nach sich ziehen (Tsuang et al. 1983). Angesichts der relativen Seltenheit der Ereignisse und ihrer zeitlichen Verteilung verspricht nur ein prospektiver Ansatz im Rahmen einer überwachten Langzeitstudie relevante Aussagen.

Die Erklärung der natürlichen Übersterblichkeit der Alkoholkranken ist weniger problematisch, der Zusammenhang zwischen Alkoholsucht bzw. exzessivem Mißbrauch und erhöhter Mortalität an Leberzirrhose und Krebs des oberen Intestinaltraktes aus zahlreichen Studien bekannt (Mackenzie et al. 1986, Kono et al. 1986, La Vecchia et al. 1986b). Die natürliche Mortalität macht bei einer Standardmortalitätsrate von 5,2 mehr als die Hälfte der Gesamtmortalität aus. Der nichtfremdverschuldete Unfall zeichnet für ein weiteres Viertel verantwortlich und damit auch für einen sehr hohen Anteil der ehemaligen Patienten unter den Unfällen des Einzugsgebietes. Da 65% aller dieser Unfälle sich unter Alkohol ereigneten, liegt der Verdacht nahe, daß die Bedeutung des Alkoholismus für diese Todesursachengruppe noch weit höher ist – und analog wahrscheinlich auch für andere Unfallkategorien wie etwa den Arbeitsunfall. Das Gesamtsterberisiko der nachverfolgten Suchtkranken ist im Vergleich mit internationalen Studien (Fahrenkrug 1987, Feuerlein 1987, Polich et al. 1980, Vaillant 1983) sehr hoch; die bestimmte Standardmortalitätsrate von 6,9 findet nur eine Entsprechung unter den von Mackenzie et al. (1986) referierten 11 Studien, die zumeist Raten zwischen 2 und 4 angeben. Wahrscheinlich ist dafür die höhere Suizidhäufigkeit verantwortlich; zu einer Mortalitätsrate von 4,7 hatten nur 2 Suizidtote unter 25 Verstorbenen einer Ausgangspopulation von 85 Alkoholkranken in achtjährigem Follow-up beigetragen. Alkoholkranke in der untersuchten Region werden offenbar durch ihre Sucht in höherem Maße als international, aber in etwa gleichem Maße wie im Raum Schwerin (Von Keyserlingk 1981) und auch in Bayern (Jung et al. 1987) in ihrer Lebenserwartung beeinträchtigt. Daraus ergibt sich bei gleichzeitiger Berücksichtigung von Mitteilungen über eine in anderen Ländern verzeichnete Zunahme der Sterblichkeit an Alkoholpsychosen und Alkoholismus insgesamt (Newman und Bland 1987) und des allgemeinen Zusammenhanges zwischen Alkoholkonsum und gewaltsamem Tod (Petersson 1988, Skog 1986) aus gesundheitspolitischer Sicht die dringliche Notwendigkeit der Prüfung und Evaluation von langfristigen Maßnahmen der primären Prävention des Alkoholismus (Moskowitz 1989).

Der Anteil der insgesamt am Suizid Verstorbenen der drei Hochrisikogruppen – ohne Verzogene – liegt mit 8,3% (Männer) und 6,0% (Frauen) bei den paranoiden Syndromen, 12,6% (Männer) und 3,4% (Frauen) bei den Depressiven und 3,9% männlicher Alkoholkranker im unteren Bereich der international mitgeteilten Werte (Übersichten siehe Guze und Robins 1970, Miles 1977, Roy 1986, Murphy 1986a, Simpson 1988). Die gesonderte Betrachtung der Entlassungskohorten von 1977 und 1978 ergibt dann mit Prozentsätzen von 17,6 und 15,1 bei paranoiden Männern und Frauen und 15,8 und 4,5 bei Depressiven beiderlei Geschlechts wesentlich höhere und international etwa vergleichbare Werte. Offensichtlich korreliert der Prozentanteil der an Suizid Verstorbenen positiv mit der Länge des (hier zugrundeliegenden) Nachverfolgungsintervalles und somit bei den drei Diagnosegruppen letztlich auch mit dem Studiendesign. Die oft und auch in der vorliegenden Arbeit angewandte sukzessive Rekrutierung von Behandlungskohorten bei fester Kontrollzäsur führt zusätzlich zu einem unterschiedlichen anteiligen Gewicht der einzelnen Jahresschichten und gibt auch von daher nur orientierende Richtwerte. Zugleich wird mit zunehmender Länge des Nachverfolgungsintervalles die Interpretation der Ergebnisse immer problematischer, da der alters- und geschlechtsattribuierte Suizidanteil – prinzipiell bei diesem Auswertungsmodus nicht abgrenzbar – mit der natürlichen Alterung der Ausgangspopulation immer gewichtiger wird. Empirisch belegen diese Ergebnisse erneut die bekannte Tatsache (Decoufle et al. 1980, McMahon und Pugh 1970, Lilienfeld und Lilienfeld 1980), daß aus einem Vergleich der proportionalen Raten nicht auf das Risiko (hier des Suizids) in verschiedenen Populationen rückgeschlossen werden kann: Die unterschiedliche Altersstruktur und die darüber hinaus für das Untersuchungsareal nachgewiesene erhebliche Geschlechtsdeterminiertheit führen zu jeweils unterschiedlichen Ausgangsrisiken der verschiedenen Diagnosegruppen bezüglich suizidalen Verhaltens, hinzu kommen unterschiedlich große konkurrierende natürliche Mortalitätsrisiken der Ausgangsgruppen mit direkten Auswirkungen auf die proportionale Suizidrate – je größer der Anteil der an natürlichen Ursachen Verstorbenen einer Ausgangspopulation ist, um so kleiner ist naturgemäß der Anteil der am Suizid Verstorbenen. Bereits 1970 wiesen Guze und Robins in ihrer Metaanalyse darauf hin, daß der Anteil der an Suizid verstorbenen Depressiven an den insgesamt Verstorbenen im allgemeinen um so höher lag, je weniger Patienten der Ausgangspopulation verstorben waren. Die inverse Wirkung des gleichen Zusammenhanges führte dazu, daß das Krebsrisiko der Schizophrenen als geringer als das der Durchschnittsbevölkerung eingeschätzt wurde – ein Artefakt, der lediglich aus der wesentlich höheren Selbstmordsterblichkeit resultierte (Martin 1985).

Der Selbstmord trägt die andere Hälfte zur Übersterblichkeit der psychischen Krankengruppen und ein Viertel zu der der Alkoholiker bei. Das Suizidrisiko der ehemaligen Krankenpopulation im Verhältnis zur Normalpopulation liegt weitaus höher als das natürliche Sterberisiko. Mit Standardmortalitätsraten von rund 16 für den Suizid männlicher Alkoholkranker, 39 und 65 männlicher Paranoider und Depressiver sowie 59 und 26 der entsprechenden weiblichen Entlassenen bilden sie eine Risikopopulation par excellence. Diese Zahlen nehmen vordere Plätze auch unter den Literaturangaben ein, die allerdings extrem streuen: Die Standardmortalitätsraten für die Todesursache „Suizid" (jeweils Männer und Frauen) werden beispielsweise mit 2 und 10 (Eastwood et al. 1982), 10 und 18 (Allebeck und Wistedt 1986) bis 31 und 62 (Black et al. 1985a) für Schizophrene, für Depressive mit 5 und 11 (Eastwood et al. 1982), 12 und 10 (Weeke et al. 1987), 13 und 28 (Berglund et al. 1987a), 16 und 62 (Black et al. 1985a), für „schwere" Depressionen aber mit 75 (Hagnell et al. 1987) bis 100 (Lehmann et al. 1988) angegeben. Die Ursachen sind vordringlich im Patientensampling und in den bereits angeführten methodischen Gründen zu suchen; wie stark sich die konsequente Beschränkung auf erstbehandelte Patienten auswirkt, zeigt ein Vergleich der Suizidraten in den Jahren nach Krankheitsmanifestation: In den ersten beiden Jahren liegen sie in der Population der männlichen Depressiven bei einer Standardmortalitätsrate von 111, vom zweiten bis vierten poststationären Jahr „nur" noch bei 33, vom vierten bis zehnten Jahr „nur" noch bei einer Übersterblichkeit von 14 und somit um das Achtfache niedriger! Die Tendenz bei den anderen Krankheitsgruppen ist ähnlich; die Einbeziehung zweit-, dritt- und mehrfach stationär Aufgenommener würde somit die resultierenden Standardmortalitätsraten um ein Mehrfaches reduzieren. Erst die Berechnung diagnose- und geschlechtsgetrennter Werte für die poststationären Jahresringe läßt diese frühere Untersuchungen bestätigende (Guze und Robins 1970, Tsuang und Woolson 1977) krankheitsverlaufsparallele Abnahme deutlich hervortreten.

Während der stationären Behandlung der hier nachverfolgten Ersterkrankten kam es zu keinem einzigen Suizid während der stationären Erstbetreuung. Dies liegt noch unter den von Modestin (1987) bestimmten 12% Erstbetreuter unter 149 innerklinischen Suizidenten und steht im Widerspruch zu Angaben über 49% (Götze und Schneider 1989). In der Diagnosestruktur innerklinischer Suizidenten fand sich das bekannte Überwiegen Schizophrener (Finzen et al. 1983b, Modestin 1987, Wolfersdorf et al. 1989). Numerisch ergeben die Zahlen also das rein poststationäre Risiko.

Im historischen Bezug haben an dieser hohen Selbstmordsterblichkeit bislang weder die medikamentösen Behandlungsverfahren noch die sozialpsychiatrischen Bestrebungen etwas ändern können. Alle Aussagen zur Kurz- und Langstreckenprognose mit umfassendem Anspruch, die sich unter Aussparung dieses Sachverhalts ausschließlich auf die (noch) Lebenden beziehen, geben ein unvollständiges und verzerrtes Bild (Biehl et al. 1987, McGlashan 1988, Schüttler 1987b, Vogel et al. 1987). Auffällig sind in diesem Zusammenhang, aber auch für den Bezug der Übersterblichkeit auf die Krankheitsdauer und den Krankheitsverlauf – wie die

Sterbealteranalyse der je zuvor in der Klinik behandelten Suizidenten über den untersuchten Zehnjahreszeitraum hinausweisend – die Ergebnisse zur Übersterblichkeit chronisch hospitalisierter Psychiatriepatienten. Auch sie weisen zwar eine Übersterblichkeit auf, die sich umgekehrt proportional zum Alter verhält und insofern den beschriebenen Verhältnissen ähnelt; insgesamt ist sie aber nur zweifach gesteigert (Brook 1985, Giel et al. 1978). Ursächlich kann dieses Ergebnis als Unterstützung für die Aussage hinsichtlich der Krankheitsmanifestationsgebundenheit der Übersterblichkeit gewertet werden, ist aber auch in Zusammenhang mit dem Effekt kontinuierlicher medizinischer Betreuung und geringen Rehabilitationsbelastungen, allgemeiner dem lebensverlängernden Nutzen kustodialer Strukturen interpretierbar. Insbesondere bieten sich diese Erklärungen deshalb an, weil auch die Suizidmortalität „nur" vierfach (Giel et al. 1978) bis zweifach (Brook 1985) bis gar nicht erhöht (Schwalb et al. 1987, Mortensen und Juel 1990) gefunden wurde – unverhältnismäßig niedriger in jedem Falle als nach Krankheitsmanifestation und in den ersten 10 Jahren nach Erstmanifestation. Für die schizophrenen Kranken stützt dies die Aussage zur Krankheitsverlaufsbezogenheit des Suizids.

Cooper bewertete die „... identification of high-risk groups ... (as) a first logical step towards revealing causal factors and planning preventive measures" (Cooper 1986, S. 347) und ein wichtiges Berührungsfeld von Epidemiologie und klinischer Psychiatrie. „Inzwischen besteht kein Zweifel mehr, daß das Suizidrisiko nach Entlassung aus stationärer Behandlung größer ist als während des Aufenthaltes im psychiatrischen Krankenhaus ... Es ist daher an der Zeit, daß wir uns gezielt und systematisch mit der Problematik des Suizids psychiatrischer Patienten in ambulanter Behandlung befassen ...", formulierten aus klinischer Sicht Finzen und Beushausen (1984, S. 120).

In weiterer Annäherung ist neben der Risikogruppenidentifikation die Verteilung in der Zeit zu berücksichtigen. Die hier für die Gesamtsuizide psychisch Kranker wie auch selektiv für die der Erstbehandelten nachweisbare Häufung im ersten poststationären Jahr steht in voller Übereinstimmung mit allen Angaben in der internationalen Literatur (Noreik 1975, Pokorny und Kaplan 1976, Roy 1982a, 1982b, 1983, Tsuang 1978).

Ein vertieftes Eindringen in die Genese und die Entstehungsumstände des Suizids bei den beiden Gruppen der Depressiven und der Paranoiden erlauben die Ergebnisse der Überlebensdaueranalysen. In Sonderheit war es damit möglich, exakt und systematisch zwischen Einflüssen im Sinne von „Risikomarkern" und „Risikofaktoren" (Jenicek 1986) zu differenzieren; sie sind durch die entscheidenden Merkmale der Schicksalhaftigkeit bzw. potentiellen Beeinflußbarkeit charakterisiert. In diesem Sinne sind das Geschlecht und das Alter bei Erkrankungsbeginn als solche Marker anzusehen, initiale Schwere der Erkrankung und Rezidivhäufigkeit insofern bedingt, als beide unter heutigen Betreuungsbedingungen Schnittstellen und Resultanten sowohl krankheitsspezifischer als auch therapeutischer Maßnahmen darstellen, während Nervenarztkonsultationen und Medikation als beeinflußbar und bewußt gestaltbar anzusehen sind. Die Bedeutung von Mortalitätsdaten auch für die Bewertung von „präventiven und kurativen Leistungen" ist unbestritten (Frentzel-Beyme et al. 1980). Systematische Untersuchungen des Einflusses operationalisierter und semiquantitativ erfaßter State- und Trait-Variablen auf die Suizidmortalität unter Verwendung multivariater Regressionsmodelle sind aus der bisherigen Literatur nicht bekannt.

Die Selbstmordsterblichkeit Paranoider wird von den „Markern" Sex und Erkrankungsalter eindeutig beeinflußt: Frauen zeigen eine stärkere Gefährdung im höheren Lebensalter, während die Gefährdung der Männer vom Alter völlig unabhängig ist, d. h. die Krankheit nivelliert völlig den hohen Altersbezug des Selbstmordgeschehens in der Referenzpopulation. In voller Übereinstimmung mit der Literatur sind jüngere Altersgruppen im Bevölkerungsvergleich daher stärker suizidgefährdet (Breier und Astrachan 1984, Drake et al. 1985, Roy 1986). Die Dauer der Indexerkrankung, die als Ausdruck der Schwere bzw. Maß der therapeutischen Beeinflußbarkeit der Erstmanifestation betrachtet werden kann, ist bei beiden Geschlechtern ohne Einfluß auf die Zehnjahresselbstmordsterblichkeit. Auch andere Autoren fanden keinen Unterschied zwischen der Dauer der Indexhospitalisation von späteren Suizidenten und Kontrollpersonen (Hoffmann und Modestin 1987). Interessanterweise korreliert sie auch nicht mit der Zeit bis zur Rehospitalisation (Modestin und Lerch 1988 b), die initiale Schwere also nicht mit der Länge des symptomarmen Intervalls. Die Langzeitverlaufsgestalt der Erkrankung, wie sie die Häufigkeit stationär behandlungsbedürftiger Rezidive ausdrückt, korreliert mit dem Suizid bei Frauen gar nicht, bei Männern deutet sich sogar eine negative Beziehung an. Hinsichtlich der Möglichkeiten und Erfordernisse einer Suizidprophylaxe führt dies zu wesentlich anderen Aussagen als in Teilen der Literatur formuliert (Roy 1986, Yarden 1974): Der Suizid im ersten Jahrzehnt nach Primärerkrankung betrifft nicht gehäuft Schizophrene, die sich nach vielfachen Aufenthalten in Kliniken resignierend, ihre kognitiven und Leistungseinbußen konstatierend suizidieren, sondern besonders häufig diejenigen mit entweder ungenügender primärer Krankheitsbewältigung oder mit raschem Rezidiv. Dieser Widerspruch kann partiell durch die oben skizzierte nicht erfolgte Selektion erstbehandelter Patienten und damit notwendige Bezugnahme auf das Gesamt aller vorbehandelten Schizophrenen in einigen Studien rein methodisch bedingt sein.

Die signifikant negative Korrelation zwischen der poststationären Nervenarztkonsultationshäufigkeit und der Jahrzehntsuizidsterblichkeit weist in dieselbe Richtung: initial engmaschig – patienten- oder nervenarztseitig veranlaßt – Betreute suizidieren sich seltener, selten oder nicht Betreute häufiger. Unterschiede der Arzt-Patient-Beziehung schlagen sich in der Langzeitprognose nieder. Müller formulierte übereinstimmend in der Aussage, daß bei Schizophrenen in besonderem Maße „... unzureichende Behandlung ... und das Scheitern der therapeutischen Beziehung zum Arzt mit nachfolgender Abweisung und Hoffnungslosigkeit ...die Suiziddynamik zu bestimmen (scheinen)" (Müller 1989, S. 55). Es wurde eine außerordentlich hohe Suizidfrequenz gerade bei „Problempatienten" – oder als solche angesehenen – beschrieben (Modestin 1988a). Dieser hochinteressante Zusammenhang ist in einer retrospektiven Analyse nicht weiter in seiner kausalen Verknüpfung auflösbar; legitim erscheint die Interpretation aus dem Blickwinkel der biopsychosozialen Einheit der Erkrankung: Patienten mit „reifen" Copingstrategien und daraus resultierender Krankheitsakzeptanz praktizieren auch ein partnerschaftliches Langzeitbetreuungsverhältnis (Axelrod und Wetzler 1989), Patienten mit „unreifen" Copingstrategien i.S. der Verleugnung und Verdrängung befriedigen demgegenüber durch Behandlungsabbruch ihr Bedürfnis nach subjektiver Entlastung zuungunsten „der objektiven Forderung nach effizientem Verhalten im Sinne der Compliance" (Heim et al. 1983). Unmittelbare Medikamentenwirkung und nervenärztliche Nachsorge beeinflussen ihrerseits die „Anfälligkeit" für sozialen Streß (Bender 1985) wie auch direkt die Rezidivhäufigkeit (Gaebel und Pietzcker 1985, Hogarty et al. 1979, Kane 1987b), wobei noch eine Vielzahl weiterer Einflüsse wie etwa die Familienverhältnisse einwirken (Retterstol 1987) – eine negative Korrelation zwischen Dichte und Dauer ambulanter Nachbetreuung und kumulativer Wiederaufnahmehäufigkeit wurde nachgewiesen (Laessle et al. 1987). Mittelbar und unmittelbar beeinflussen wahrscheinlich auf diesem Wege die individuellen Bewältigungsstrategien und ihre „Reife" nicht nur die psychische Gesundheit insgesamt (Vaillant et al. 1986), sondern auch die Selbstmordhäufigkeit nach stattgehabter schizophrener Erkrankung. Nur gezielte Berücksichtigung dieser Zusammenhänge auch im klinischen Alltag und im Nachsorgeverhalten läßt hier Fortschritte erhoffen: Forschungen bei lebensbedrohlich und chronisch Erkrankten haben beispielsweise gezeigt, daß die Form der vorherrschenden Copingstrategien sowohl mit dem verbalen Intelligenzquotienten als auch dem Krankheitscharakter und einer Reihe von Persönlichkeitsvariablen korreliert – etwa „Impulsivität" und geringer Intellekt positiv mit „Vermeidung" („avoidance") (Feifel et al. 1987). Differenzierte diesbezügliche Patientencharakterisierung bei Entlassung der Hochrisikogruppen kann die Nachsorge weiter fokussieren und über das Management der vielfältigen Behandlungswiderstände, ggf. therapeutische Angehörigenarbeit (Buchkremer und Schulze-Mönking 1986, Brenner und Böker 1986) und die Berücksichtigung und Beeinflussung der spezifischen krankheitsgebundenen Bewältigungsmechanismen (Gross 1986, Böker 1986) evtl. auch die Zahl der Behandlungsabbrüche reduzieren (Gmür und Tschopp 1988).

Die Befunde zum direkten Einfluß der Medikation sind mit dieser Hypothese vereinbar. Eine Korrelation zwischen Medikation und Suizid ist nicht verifizierbar. In dieser Gruppe überwiegen die mit oralen Neuroleptika Behandelten; es ist bekannt, daß die Compliance der psychiatrischen Patienten im allgemeinen und der Schizophrenen im besonderen gering ist mit einer „drug noncompliance... 40% or more" (Hogarty et al. 1979). Dem Nichtnachweis eines Zusammenhanges zwischen Ordination und untersuchten Ereignishäufigkeiten kommt unter diesen Umständen eine geringere Aussagekraft als dem positiven Nachweis zu. Von den 43 mit Depotpräparaten langfristig Behandelten (41 mit Fluphenazindecanoat, 2 mit Fluspirilen) und somit zweifelsfrei unter einwirkenden Neuroleptika stehenden Patienten suizidierte sich kein einziger. Für die Diskussion der dem Suizid unter ambulanter Nachbetreuung zugrundeliegenden Mechanismen und die Risiko-Nutzen-Analyse neuroleptischer Langzeit- und Depotpräparatbehandlung ist dies von wesentlicher Bedeutung: Neben der mangelhaften Krankheitsbewältigung wird insbesondere das Auftreten von depressiven Syndromen während des Langzeitverlaufs (Huber et al. 1979, Möller und Von Zerssen 1986) für die hohe Suizidrate Schizophrener verantwortlich gemacht (Becker 1988). Letztere werden seit langem in Verbindung mit einer direkt depressiogenen Neuroleptikapotenz gebracht (Helmchen und Hippius 1967). Solche „pharmakogenen Depressionen" wiederum sollen bei fluorierten Phenothiazinen besonders häufig auftreten. Andere Autoren fanden allerdings keine Unterschiede in der Neuroleptikadosis zwischen depressiven und nichtdepressiven Schizophrenen (Roy 1984b) bzw. der Ausprägung depressiver Syndrome und der Höhe der wöchentlichen Depotapplikation sowie dem Fluphenazinblutspiegel (Siris et al. 1988).

Die kontroverse Hypothese besagt, daß Selbstmord Schizophrener zumeist in akuten Krankheitsphasen auftrete und auch hier durch depressive Gedankeninhalte und Gefühle mitbestimmt sei. Die Häufigkeit des Auftretens depressiver Syndrome psychoseaktuell ist unbestritten (Möller und Von Zerssen 1981). Chronische schizophrene Suizidenten zeigten während der letzten stationären Behandlung signifikant häufiger als Kontrollen ein depressives Syndrom (Roy 1982b). Es ist andererseits nach Ansicht vieler Autoren schwierig, immer klar zwischen depressiven und „negativen" schizophrenen Symptomen zu unterscheiden (Lindenmayer et al. 1986); es ist daher denkbar, daß die in prospektiven Studien nachgewiesene neuroleptische Therapierbarkeit dieses „asthenischen Syndroms" (Breier et al. 1987) partiell der Rückbildung des depressiven Syndroms bei der großen Mehrzahl der Schizophrenen parallel zur psychotischen Symptomremission (Möller und Von Zerssen 1981, Jeff et al. 1988) entspricht. Da das Wiederauftreten solcher psychotischer Rezidive aber durch eben die Gabe von Fluphenazindecanoat signifikant und dosisabhängig (Kane 1987b) reduziert wird, entsteht aus den Belegen zu diesen beiden gegensätzlichen Wirkungskomponenten die Frage nach dem realen Suizidrisiko. Aus den hier gewonnenen Aussagen kann gefolgert werden, daß ungeachtet einer in Einzelfällen möglichen Pharmakogenese eines depressiven Syndroms bei einem Schizophrenen in der Betrachtung auf Gruppenebene dieser Einfluß quoad vitam völlig zurücktritt und aus suizidprophylaktischer Sicht auch angesichts berichteter Suizidversuchsraten von 19,5% (Schüttler 1987a), 20% (Mundt 1987) bis 55% (Roy 1984a) die Anwendung von Depotneuroleptika uneingeschränkt empfohlen werden kann.

Bei den Depressiven ist die positive Korrelation des Suizids innerhalb des Zehnjahreszeitraumes mit dem Alter ausschließlich bei den Männern auf die extrem hohe Gefährdung der älteren Generation zurückzuführen. Zusammenhänge zwischen initialer Krankenhausbehandlung und Rückfallhäufigkeit mit der langfristigen Selbstmordgefährdung ließen sich auch hier nicht nachweisen. Das Behandlungsregime der ersten 18 poststationären Monate einschließlich der Gestaltung der Arzt-Patient-Beziehung ist ohne erkennbaren prädiktiven Wert für diese Sterblichkeit. Innerhalb der ersten 18 Monate nach Erstbehandlung sind Männer signifikant gefährdeter. In diesem Zeitraum kommt besonders deutlich die vierfach höhere Gefährdung im Verhältnis zum weiblichen Geschlecht zum Ausdruck; andere Autoren fanden beide Geschlechter gleich stark gefährdet (Metzger und Wolfersdorf 1987).

Herausragendes Ergebnis der Risikofaktorenanalyse ist die signifikant negative Korrelation zwischen einer Medikation von wenigstens 50 mg antidepressiver Wirksubstanz/Tag und der Suizidhäufigkeit im Zeitraum der ersten 18 poststationären Monate. Zur Interpretation dieses Ergebnisses und Erörterung der Kausalität des Zusammenhanges nach den Kriterien von Susser (1973) ist es sinnvoll, die heuristischen Grundlagen der Pharmakaverordnung, wie sie u. a. Kane (1987a) dargelegt hat, zu rekapitulieren: Einer ersten Phase der erfolgreichen klinischen Behandlung mit konsekutiver Symptomremission schließt sich die Erhaltungstherapie an, die schließlich in die – prophylaktische – Langzeitbehandlung mündet. Angst resümierte, „... daß die Pharmakotherapie nicht zu einer realen Verkürzung der Krankheitsepisoden, jedoch zu einer ausgeprägten Minderung oder Unterdrückung der Symptome führt. Aus diesem Grunde muß so lange behandelt werden, als untergründig die Phase andauert..." (Angst 1987b, S. 120). Eben dies kann klinisch häufig nicht entschieden werden; die Bestimmung biologischer Korrelate der Episodenlänge wie anhaltend verkürzte REM-Schlaf-Latenzen, verminderte Tiefschlafphasen und mangelhafte Suppression im Dexamethasontest zeigen vielversprechende Ansätze einer externen Validierung der Entscheidung über das Fortbestehen oder Ende der depressiven Phase, bislang jedoch ohne Klinikreife (Prien 1987). Entsprechend bleibt in der antidepressiven Langzeittherapie „Trial-and-error ... the rule rather than the exception" (Jablensky 1987). Die Bindung des Suizids an die Remanifestation der Depression scheint nach übereinstimmenden Literaturaussagen sicher (Murphy 1983a, Barraclough et al. 1974); dafür sprechen auch die Ergebnisse von Metaanalysen der Literatur zur Prädiktion suizidalen Verhaltens, die die konstantesten Korrelationen zwischen früheren Depressionen und Suizidversuchen zum späteren Suizid haben nachweisen können (Van Egmond und Diekstra 1984). Bezüglich der Remanifestationswahrscheinlichkeit haben in einer Reanalyse von Literaturdaten unter Verwendung von Lifetable-Methoden Lavori et al. nachweisen können, daß „... however the sample is chosen, however relapse und recovery are defined, und however long the subjects are followed, the risk of relapse will decline steadily over the first year after recovery" (Lavori et al. 1984, S. 21). Während eine konstante Ausfall- bzw. Rückfallrate auf einen Zufallsprozeß unter der Risikopopulation hinweist, ist eine exponentielle Abnahme der Rückfallrate entweder Ausdruck eines sinkenden Risikos aller Patienten (also vereinbar mit der Annahme eines Heilungsprozesses) oder einer Inhomogenität der Ausgangs(Entlassungs)population. In diesem Zusammenhang besonders eindrucksvolle klinische Belege sprechen für die zweite Hypothese: Bei vergleichbarer Depressionstiefe der Akutphasen korrelierte die zu diesem Zeitpunkt nachweisbare Suizidalität positiv sowohl mit der Rückfallgefährdung als auch der poststationären Remission insgesamt – 4 Monate nach Entlassung wiesen die ursprünglich Suizidalen eine signifikant schlechtere und nur partielle Symptomremission auf (Overholser et al. 1987). Die Rezidivhäufigkeit kann durch die Langzeitverordnung von Antidepressiva gesenkt werden (Hempel und Kittel 1982, Mindham et al. 1973). In einer einzigen Studie, als der erreichte Kenntnisstand noch die Zufallsverordnung von 50–150 mg Amitriptylin oder 4–12 mg Diazepam nach einer stationären Behandlung wegen depressiver Phase zuließ, konnte innert 7 Monaten poststationären Verlaufs von 132 Depressiven nicht nur eine Differenz von 15% Rückfällen unter Amitriptylin, aber 38% unter Diazepam konstatiert werden, sondern es ereigneten sich auch alle 3 beobachteten Suizide in der nicht spezifisch antidepressiv behandelten Gruppe (Kay et al. 1970). Für die spezifisch suizidprophylaktische Wirkung der poststationären Antidepressivatherapie sprechen auch die von Barraclough et al. (1974) aus dem völlig anderen Blickwinkel einer retrospektiven Analyse bei bereits vollendeten und noch intra vitam als depressiv diagnostizierten Suizide gewonnenen Ergebnisse: Ursächlich wurde ein Zusammenhang zwischen Suizid, fehlender Patientencompliance und erheblichen Verordnungsmängeln in der Antidepressivatherapie konstatiert. Schou und Weeke (1988) fanden demgegenüber nur bei 20% Suiziden Manisch-Depressiver ein völliges Fehlen antidepressiver Langzeitmedikation, in 15% der Fälle eine „inadäquate Behandlung".

Die vorliegenden Ergebnisse bestätigen und sichern die positive vitale Bedeutung der antidepressiven Langzeitmedikation, soweit es den Suizid betrifft. In zahlreichen anderen Studien haben sich die Sicherheit und Problemlosigkeit einer auch längerfristigen Antidepressivabehandlung sowohl für depressive Gesamtpopulationen als auch für ausgesucht Altersdepressive zeigen lassen (Weeke et al. 1987, Georgotas et al. 1988).

Fixierte und anerkannte Regeln für die Zuordnung zu präventiver Therapie existieren nicht (Prien 1987). Murphy (1983b) hat in schlüssiger Beweisführung unter Bezugnahme auf das Theorem von Bayes nachgewiesen, daß die zuverlässige über die individuelle Therapeutenintuition hinausgehende wissenschaftliche Prädiktion des Suizids selbst auch innerhalb der Hochrisikogruppen ungeachtet aller bisherigen Forschungsergebnisse und einer Vielzahl von prädiktiven und Einzeldaten nicht möglich ist: Die Prädiktion hängt generell neben der Sensitivität und Spezifität der Variablenkorrelation des Ereignisses unmittelbar von dessen Häufigkeit ab (Ahlbohm und Norrell 1984). Die relative Seltenheit und damit niedrige Basisrate des Suizids verhindert die statistisch begründete wissenschaftliche Prädiktion (Hawton 1987, Hengeveld et al. 1988, Murphy 1986b). Diese in einer Vielzahl von Untersuchungen angestrebte Aussage wurde aber auch auf anderen Gebieten der Medizin nicht erreicht; die Inangriffnahme prophylaktischer Maßnahmen hat der „nur" gruppenbezogene Nachweis der Bedeutung der Exposition für das Morbiditäts- und dann Mortalitätsrisiko nicht behindert. Eine gewisse Parallelität besteht zwischen der gegenstandsinadäquaten praktischen Handhabung der Therapie in der Ambulanz und der Ausschöpfung der Möglichkeiten in der Klinik: 36 bis 55% aller Depressiven wurden bereits in der Klinik unterdosiert behandelt (Goethe et al. 1988); „... a large und growing body of evidence points to a puzzling gap between the strongly positive results of controlled trials of rigorously applied somatic therapies for depression and the tentative, limited, und inconsistent application of these therapies by clinicians" (Keller und Lavori 1988, S. 471). Mit dem Nachweis des möglichen – i. S. des realisierbaren – Gewinns an Patientenleben in Form der individualprognostischen Modellierung der Überlebenswahrscheinlichkeit kann die Schlußfolgerung für die Depressionsbehandlung nur in einer Propagierung und Verwirklichung einer wissenschaftlich begründeten Verordnungsweise und einer Abkehr vom „autistisch-undisziplinierten Denken" (Bleuler 1963) auch in der Pharmakaverordnung bestehen. In Zusammenfassung der Ergebnisse kann in weitgehender Übereinstimmung mit einer jüngsten WHO-Empfehlung (WHO 1989) nur die mindestens eineinhalbjährige poststationäre Antidepressivatherapie empfohlen werden. Die Realisierung dieser Maßnahme wäre bei Ausgestaltung der therapeutischen Vertrauensbeziehung als „wichtigstem suizidpräventiven Mittel" (Modestin 1989) und Einbettung in ein Gesamtprogramm der Suizidprävention (Beskow 1987) ein Schritt zur Überwindung des von Angst konstatierten Sachverhalts: „Der heutigen Psychiatrie ist es ... immer noch nicht gelungen, das Suizidrisiko in statistisch faßbarem Ausmaß zu reduzieren, obwohl ein Großteil der Depressiven gerade wegen der Selbstgefährlichkeit Psychiatern anvertraut wird" (Angst 1987b, S. 122).

6 Zusammenfassung und Schlußfolgerungen

Die Ergebnisse der vorliegenden Arbeit erlauben die umfassende sozialmedizinische Bewertung des nichtnatürlichen Todes und insbesondere des Suizids im Rahmen der Gesamtmortalität und im Verhältnis zu anderen Todesursachengruppen. Die Größe der einbezogenen Bevölkerung, die Länge des Untersuchungszeitraumes und die Übereinstimmung der allgemeinen Mortalitätsdaten der Bevölkerung im Einzugsbereich der Landesnervenklinik Haldensleben mit den für die Bevölkerung der ehemaligen DDR publizierten ermöglichen die weitgehende Verallgemeinerung der gewonnenen Aussagen für den Gesamtbereich der fünf neuen Bundesländer.

Durchschnittliche rohe Suizidraten von 46/100000/Jahr bei Männern und 24/100000/Jahr bei Frauen weisen die Region und hochgerechnet die Bevölkerung der früheren DDR europaweit auf dem zweiten Rangplatz der Selbstmordsterblichkeit nach Ungarn aus. Eine kumulative Suizidwahrscheinlichkeit von 3,4% bei Männern und 1,6% bei Frauen bis zum 75. Lebensjahr belegt eine hohe Akzeptanz des Selbstmordes als Problemlösungsverhalten in der untersuchten Bevölkerung. Der nichtnatürliche Tod und im besonderen der Suizid sind von außerordentlicher Bedeutung für das vorzeitige Sterben insgesamt und die Übersterblichkeit des männlichen Geschlechts. Im Vergleich mit der natürlichen Mortalität ist dies am deutlichsten anhand des Verlustes potentieller Lebensjahre im Leistungsalter nachweisbar. Dabei steht die nichtnatürliche Mortalität im Sterbegeschehen an erster Stelle bei den Männern und an vierter Stelle bei den Frauen. Im Vergleich zu anderen Todesursachen zeichnet der Selbstmord beispielsweise bei den Männern für zwei Drittel und bei den Frauen für ein Viertel des durch die Gesamtheit der Karzinome verursachten Verlustes an potentiellen Lebensjahren verantwortlich.

Über die individuelle Tragik hinaus stellt der Suizid im Bereich der fünf neuen Länder ein sozialmedizinisches, gesamtgesellschaftliches und ökonomisches Problem ersten Ranges dar, das hier bislang völlig ungenügend in seiner komplexen Determiniertheit untersucht wurde. Psychische Erkrankungen tragen erheblich zur Suizidrealisierung bei. Nervenklinisch Vorbehandelte stellen mit 12% bei den männlichen und 14% bei den weiblichen Suizidenten des Untersuchungsareals einen erheblichen Anteil. Ihr Beitrag zu den Suiziden im Leistungsalter ist mit 20–25% bei beiden Geschlechtern noch größer. Der Suizidprophylaxe bei dieser Problemgruppe kommt daher sozialmedizinisch eine herausragende Bedeutung zu: Bei erfolgreicher Prävention würden identische kumulative Selbstmordwahrscheinlichkeiten der Bevölkerung vom 40. bis zum 65. Lebensjahr fünf Jahre später erreicht werden.

Unter diesen vorbehandelten Suizidenten überwiegen bei den Männern mit 39%
die Alkoholkranken, es folgen paranoid und depressiv Kranke mit zusammen 29%.
Ihr Anteil unter den ehemaligen Patientinnen beträgt demgegenüber 68%.

Die Mehrzahl dieser postklinischen Patientensuizide erfolgt in relativ engem
zeitlichen Zusammenhang mit der Klinikbehandlung und damit der Krankheitsaktivität. Mit wachsender zeitlicher Entfernung von der Entlassung sinkt die
Häufigkeit der Suizide, wobei sich die Krankenpopulationen lebenszeitbezogen in
ihrer Suizidgefährdung unterscheiden: Während Schizophrene sich im fortgeschrittenen Lebensalter in ihrem Risiko der Normalbevölkerung annähern, bleiben
ehedem wegen Depressionen stationär behandelte Patienten bis ins hohe Alter
potentiell suizidgefährdet.

Exakte Kenntnisse über die Mortalität psychisch Kranker sind Basis ärztlicher
Tätigkeit, prognostischer und evaluativer Einschätzungen und sozialmedizinischer
Entscheidungen. Während internationale Forschungsergebnisse insbesondere eine
hohe nichtnatürliche Sterblichkeit belegen, existieren für psychisch Kranke in der
früheren DDR keine wissenschaftlich fundierten Aussagen. In Relation zum
Krankheitsverlauf können sie in Kohortenstudien nur unter Beschränkung auf
erstbehandelte Patienten gewonnen werden und setzen methodisch ein personenbezogenes Follow-up voraus, wie es in der vorliegenden Studie für Populationen
Paranoider, Depressiver und Alkoholkranker realisiert werden konnte.

Die Mortalität dieser drei Krankengruppen ist nach Krankheitsmanifestation
beträchtlich erhöht. Die Übersterblichkeit liegt für den Zehnjahreszeitraum jeweils
bei weiblichen und männlichen Paranoiden beim Sechs- und Achtfachen, Depressiven beim Drei- und Neunfachen, Alkoholkranken beim Vier- und Siebenfachen.
Innerhalb dieses Zeitraumes nimmt die Exzeßmortalität bei allen Gruppen ab.
Mortalitätsanalytisch exakt beschreiben die Überlebensfunktionen den Sterbeprozeß nach Erstbehandlung in der Zeitkontinuität. Methodisch markieren die
ermittelten Überlebenswahrscheinlichkeiten den Rahmen insbesondere prospektiver Langzeitstudien, die nicht den Todeseintritt selbst als Untersuchungsgegenstand
haben.

Zur Exzeßmortalität tragen sowohl eine erhöhte Sterblichkeit infolge natürlicher
Todesursachen wie auch eine erhöhte Suizidmortalität bei. Letztere ließ sich einzig
bei alkoholkranken Frauen nicht verifizieren. Die männlichen Alkoholkranken
unterscheiden sich von den beiden anderen Diagnosegruppen durch eine erheblich
erhöhte Unfallmortalität. Eine nennenswerte Gefährdung der drei Patientengruppen quoad vitam im Straßenverkehr besteht unter den gegebenen Betreuungsmodalitäten nicht.

Die natürliche Sterblichkeit Paranoider ist signifikant zweieinhalb- bis dreifach
erhöht und korreliert weder mit der Häufigkeit klinischer Rezidive noch der
Schwere der Ersterkrankung. Kausale Zusammenhänge konnten nicht aufgezeigt
werden; ein negativer Einfluß medikamentöser therapeutischer Maßnahmen ist
unwahrscheinlich.

Die signifikant erhöhte natürliche Sterblichkeit Depressiver korreliert gleichermaßen weder mit der Rezidivhäufigkeit noch mit der Schwere der Ersterkrankung.
Die Geschlechter unterscheiden sich bei Depressiven stärker voneinander: Frauen
haben eine „nur" zweifach höhere natürliche Sterblichkeit, die der Männer ist

viereinhalbfach höher als zu erwarten und altersunabhängig. Besonders Männer im jüngeren Lebensalter sind erheblich gefährdeter als ihre Altersgenossen. Die Aufklärung dieser Beziehung sollte ein medizinisches Suchfeld künftiger Forschungen sein.

Die ermittelte erhöhte Sterblichkeit infolge natürlicher Ursachen bei Alkoholkranken ist bekannt. Bei einem Fünftel der Verstorbenen trat der Tod infolge nichtfremdverschuldeten Unfalls ein, sie repräsentieren zugleich 14% aller im Untersuchungsareal im Alter vom 20. bis 65. Lebensjahr am Unfalltod Verstorbenen. Die wahre Bedeutung des Alkoholismus für diese Todesursachengruppe ist unter Berücksichtigung der geringen stationären Behandlungszahlen vielfach höher einzuordnen.

Das weitere Lebensschicksal der Paranoiden und Depressiven wird nach klinischer Erstbehandlung entscheidend vom Suizid determiniert. Im folgenden Zehnjahreszeitraum sind über die Hälfte der Todesfälle paranoider und depressiver Männer und nahezu die Hälfte bei depressiven Frauen Selbsttötungen. Ein Viertel der Todesfälle der männlichen Alkoholkranken gehört zu dieser Kategorie. Von der Ausgangspopulation suizidieren sich in 10 Jahren jeweils 15% bzw. 17% der weiblichen und männlichen Paranoiden und 5% und 16% der Depressiven sowie 5% der männlichen Alkoholkranken.

In diesem Zeitraum sind paranoide Männer 39fach und Frauen 59fach selbstmordgefährdeter als Angehörige der Durchschnittsbevölkerung, doppelt so hoch in den ersten beiden Jahren nach Erkrankung. Der scheinbare Widerspruch zwischen der stärkeren Reduzierung der Ausgangskohorte der Männer durch den Suizid und der höheren Standardmortalitätsrate der Frauen erklärt sich aus der geringeren Gefährdung der Frauen der Referenzpopulation. Suizidpräventive Maßnahmen sind in diesem Zeitraum besonders vonnöten. Diese generellen Aussagen zur Selbstmordgefährdung in der poststationären Zeit treffen auch für Depressive zu. Depressive Männer sind jedoch signifikant gefährdeter als depressive Frauen.

Die Risikofaktorenanalyse und die Aufklärung der Zusammenhänge zwischen Suizid und Betreuungsmodalitäten nehmen eine zentrale Stellung bei der Verbesserung der sekundären Suizidprophylaxe dieser Hochrisikogruppen ein. Das Alter ist nur bei paranoiden Männern ohne Einfluß auf die Selbstmordgefährdung, nicht jedoch bei Frauen. Bei Männern besteht erhebliche Selbstmordgefahr bereits nach einer und nicht erst nach wiederholten Behandlungen im Zehnjahreszeitraum.

Die Einstellung zur Krankheit und dadurch zur Behandlung beeinflußt wesentlich die Selbstmordsterblichkeit Paranoider. Es suizidieren sich vor allem diejenigen, die bereits in den ersten 18 poststationären Monaten seltener nervenärztlich betreut wurden. Kein einziger Suizid trat in der Gruppe der kontinuierlich Betreuten und mit Depotneuroleptika Behandelten auf. Aus suizidprophylaktischer Sicht kann ihre breite Anwendung befürwortet werden.

Bei Depressiven ließ sich ein signifikanter Zusammenhang zwischen dem Therapieregime und dem Selbstmord nachweisen. Die antidepressive Medikation in den ersten 18 poststationären Monaten korreliert negativ mit dem Suizidgeschehen in diesem Zeitraum. Alle Überlegungen sprechen für einen inhaltlichen Zusammenhang zwischen der Dauer der Medikation und der Selbstmordverhütung. Die

Berechnung des Einflusses der Patienten- und Therapievariablen im Rahmen der Überlebensdaueranalyse erlaubt die individualprognostische Modellierung der poststationären Überlebenswahrscheinlichkeit. Innerhalb der ersten 15 poststationären Monate besteht z. B. eine Selbstmordwahrscheinlichkeit für eine nicht in nervenärztlicher Betreuung befindliche und nicht thymoleptisch behandelte 40jährige Frau von 5% und einen gleichaltrigen Mann von 16%. Bei Realisierung optimaler Betreuungsmodalitäten liegt bei beiden Geschlechtern die Selbstmordwahrscheinlichkeit unter 1%. Damit wird die Möglichkeit der Suizidprävention und der daraus resultierende Gewinn an Lebenszeit erstmals statistisch evaluiert ausgewiesen.

Aus sozialmedizinischer und primärprophylaktischer Sicht kommt der Bekämpfung des Alkoholismus in der Bevölkerung die größte Bedeutung bei der Sterblichkeitsreduktion zu. Diese Wertung resultiert aus der Kenntnis der Übersterblichkeit dieser Krankheitsgruppe und der geschätzten Prävalenz in der Bevölkerung.

Die Möglichkeiten nervenärztlicher Einflußnahme auf das Selbstmordgeschehen in der Gesamtbevölkerung sind begrenzt. Sie sind am größten im Bereich der sekundären Suizidprophylaxe bei den bestimmten Risikogruppen in den ausgewiesenen Gefährdungszeiträumen. Ein positiver Effekt ist nur zu erreichen, wenn Therapieempfehlungen ausgearbeitet und berücksichtigt werden, die an die Stelle der individuellen und intuitiven Entscheidung wissenschaftlich begründete Betreuungsrichtlinien setzen. Dazu gehört die mindestens 18monatige poststationäre Antidepressivaverordnung bei klinisch behandelten Depressiven.

Die Anstrengungen der Gesellschaft auf diesem Problemfeld sind wesentlich zu verstärken. Es sind geeignete Betreuungsstrukturen zu realisieren, ein angemessenes Problembewußtsein auszubilden und verbreitete fatalistische Grundeinstellungen zu überwinden.

Literatur

Ahlbohm, A., Norrell, S.: Introduction to modern epidemiology. Epidemiology Resources Inc. Chestnut Hill, 1984

Alderson, M.: Mortality, Morbidity and Health Statistics. Stockton Press New York 1988

Allebeck, P., Wistedt, B.: Mortality in Schizophrenia. Arch. Gen. Psychiatry 43 (1986) 650–653

Allebeck, P., Varla, A., Kristjansson, E. et al.: Risk factors for suicide among patients with schizophrenia. Acta Psychiat. Scand. 76 (1987) 414–419

Allgulander, C., Fisher, L. D.: Survival analysis (or time to an event analysis), and the Cox regression model – methods for longitudinal psychiatric research. Acta Psychiat. Scand. 74 (1986) 529–535

Angst, J.: The Course of Major Depression, Atypical Bipolar Disorder, and Bipolar Disorder, in: Hippius, H., Klerman, G. L., Matussek, N. (eds.): New Results in Depression Research. Springer Verlag Berlin-Heidelberg-New York 1986, 26–34

Angst, J.: Epidemiologie der affektiven Psychosen, in: Kisker, P., Lauter, H., Meyer, J.-E. et al. (Hrsg.): Psychiatrie der Gegenwart, 3. Aufl. Bd. 5: Affektive Psychosen. Springer Verlag Berlin-Heidelberg-New York 1987a, 51–66

Angst, J.: Verlauf der affektiven Psychosen, in: Kisker, P., Lauter, H., Meyer, J.-E. et al. (Hrsg.): Psychiatrie der Gegenwart 3. Aufl. Bd. 5: Affektive Psychosen. Springer Verlag Berlin-Heidelberg-New York 1987b, 115–133

Arató, M., Demeter, E., Rihmer Z. et al.: Retrospective psychiatric assessment of 200 suicides in Budapest. Acta Psychiat. Scand. 77 (1988) 454–456

Armbruster, B.: Suizide während der stationären psychiatrischen Behandlung. Nervenarzt 57 (1986) 511–516

Arndt, H.: Suizide bei psychisch Kranken im Krankenhaus und nach ihrer Entlassung, Berlin 1981. Akademie für Ärztliche Fortbildung, Dissertation A

Arnetz, B. B., Hörte, L. G., Hedberg, A. et al.: Suicide Among Swedish Dentists – A Ten-Year Follow-Up Study. Scand. J. Soc. Med. 15 (1987a) 243–246

Arnetz, B. B., Hörte, L. G., Hedberg, A. et al.: Suicide patterns among physicians related to other academics as well as to the general population. Acta Psychiat. Scand. 75 (1987b) 139–143

Asgard, U., Nordström, P., Rabäck G.: Birth cohort analysis of changing suicide risk by sex and age in Sweden 1952 to 1981. Acta Psychiat. Scand. 76 (1987) 456–463

Avery, D., Winokur, G.: Mortality in Depressed Patients Treated With Electroconvulsive Therapy and Antidepressants. Arch. Gen. Psychiatry 33 (1976) 1029–1037

Avery, D., Winokur, G.: Suicide, Attempted Suicide, and Relapse Rates in Depression. Arch. Gen. Psychiatry 35 (1978) 749–753

Axelrod, S., Wetzler, S.: Factors Associated With Better Compliance With Psychiatric Aftercare. Hosp. Comm. Psychiatry 40 (1989) 397–402

118

Babigian, H. M., Lehmann, A., Reed, S.: Suicide in psychiatric and non-psychiatric populations. Acta Psychiat. Belg. 86 (1986) 528–532

Backett, S. A.: Suicide in Scottish Prisons. Br. J. Psychiatry 151 (1987) 218–221

Baer, A.: Der Selbstmord im kindlichen Lebensalter. Thieme Verlag Leipzig 1901

Bahrke, U.: Suizidhandlung und Alkoholsucht, 1986. Universität Halle, Dissertation A

Bämayr, A., Feuerlein, W.: Suicidhäufigkeit bei Ärzten und Zahnärzten in Oberbayern. Soc. Psychiatry 21 (1986) 39–48

Barnes, R. A., Ennis, J., Schober, R.: Cohort Analysis of Ontario Suicide Rates, 1877–1976. Can. J. Psychiatry 31 (1986) 208–213

Barr, H. L., Antes, D., Jottenberg D. et al.: Mortality of Treated Alcoholics and Drug Addicts: The Benefits of Abstinence. J. Stud. Alcohol 45 (1984) 440–452

Barraclough, B. M., Bunch, J., Nelson, B. et al.: A Hundred Cases of Suicide: Clinical Aspects. Br. J. Psychiatry 125 (1974) 355–373

Barraclough, B. M.: The suicide rate of epilepsy. Acta Psychiat. Scand. 76 (1987a) 339–345

Barraclough, B. M.: Suicide – Clinical and Epidemiological Studies. Billings and Sons Worcester 1987b

Barraclough, B. M.: International variation in the suicide rate of 15–24 year olds. Soc. Psychiatry Psychiatr. Epidemiol. 23 (1988) 75–84

Baumann, P.: Biochemie, in: Kisker, K. P., Lauter, H., Meyer, J.-E. et al (Hrsg.): Psychiatrie der Gegenwart 3. Aufl. Bd. 4: Schizophrenien. Springer Verlag Berlin-Heidelberg-New York 1987, 155–173

Becker, R. E.: Depression in Schizophrenia. Hosp. Comm. Psychiatry 39 (1988) 1269–1275

Bender, W.: Psychotherapie bei psychotischen Patienten. Nervenarzt 56 (1985) 465–471

Beratis, S.: Suicide in southwestern Greece 1979–1984. Acta Psychiat. Scand. 74 (1986) 433–439

Berglund, M: Mortality in alcoholics related to clinical state at first admission: A study of 537 deaths. Acta Psychiat. Scand. 70 (1984) 407–416

Berglund, M., Nilsson, K.: Mortality in severe depression – A prospective study including 103 suicides. Acta Psychiat. Scand. 76 (1987a) 372–380

Berglund, M., Krantz, P., Lundqvist, G.: Suicide in alcoholism – A prospective study of 55 cases with autopsy findings. Acta Psychiat. Scand. 76 (1987b) 381–385

Berglund, M., Krantz, P., Lundquist, G. et al.: Suicide in psychiatric patients – A prospective study of 67 cases without initial signs of severe depression or alcoholism. Acta Psychiat. Scand. 76 (1987c) 431–437

Berner, P., Schönbeck G.: Biologische Behandlungsmethoden, in: Kisker, P., Lauter, H., Meyer, J.-E. et al. (Hrsg.): Psychiatrie der Gegenwart 3. Aufl. Bd. 4: Schizophrenien. Springer Verlag Berlin-Heidelberg-New York 1987, 238–284

Beskow, J.: Suicide and mental disorder in Swedish men. Acta Psychiat. Scand. 1979, Suppl. 277

Beskow, J.: The Prevention of Suicide while in Psychiatric Care, in: Juel-Nielsen, N., Retterstol, N., Bille-Brahe, U. (eds.): Suicide in Scandinavia, Appendix I. Acta Psychiat. Scand. 76 (1987) Suppl. 336, 66–75

Biehl, H., Maurer, K., Jung, E. et al.: Zum „natürlichen Verlauf" schizophrener Erkrankungen – Begriff und Beispiele zum beobachteten Verhalten in einer prospektiven Studie. Nervenheilkunde 6 (1987) 153–163

Black, D. W., Warrack, G., Winokur, G.: The Iowa Record-Linkage Study I: Suicides and Accidental Deaths Among Psychiatric Patients. Arch. Gen. Psychiatry 42 (1985) 71–75

Black, D. W., Warrack, G., Winokur, G.: The Iowa Record-Linkage Study II: Excess Mortality Among Patients with Organic Mental Disorders. Arch. Gen. Psychiatry 42 (1985) 78–81

Black, D. W., Warrack, G., Winokur, G.: The Iowa Record-Linkage Study III: Excess Mortality Among Patients with 'Functional' Disorders. Arch. Gen. Psychiatry 42 (1985c) 82–88

Black, D. W., Warrack, G., Winokur, G.: Excess Mortality Among Psychiatric Patients. JAMA 253 (1985d) 58–61

Bleuler, M.: Das autistisch – undisziplinierte Denken in der Medizin und seine Überwindung, 5. Auflage. Springer Verlag Berlin-Göttingen-Heidelberg 1963

Böhme, K.: Selbstgefährdung psychotisch Kranker, in: Haase, H.-J.: Problematik und Behandlung psychotisch Kranker. Perimed Verlag Erlangen 1987, 34–47

Böhme, M., persönliche Mitteilung, Haftanstalt Brandenburg 1990

Bojanovsky, J.: Zur geographischen Verteilung der Selbstmordraten in der Bundesrepublik Deutschland. Fortschr. Medizin 95 (1977) 1737–1740

Bojanovsky, J.: Beziehung der Selbstmordraten in deutschen Großstädten zu einigen sozialen Faktoren, in: Häfner, H. (Hrsg.): Psychiatrische Epidemiologie. Springer Verlag Berlin-Heidelberg-New York 1978, 99–108

Böker, W.: Zur Selbsthilfe Schizophrener: Problemanalyse und eigene empirische Untersuchungen, in: Böker W., Brenner, H.-D. (Hrsg.): Bewältigung der Schizophrenie. Huber Verlag Bern-Stuttgart-Toronto 1986, 176–188

Bräunig, P.: Biologische Aspekte suizidalen Verhaltens – Eine Literaturübersicht. Zbl. Neuro. 247 (1987) 715–729

Breier, A., Astrachan B. M.: Characterization of Schizophrenic Patients Who Commit Suicide. Am. J. Psychiatry 141 (1984) 206–209

Breier, A., Wolkowitz, O. M., Doran, A. R. et al.: Neuroleptic Responsivity of Negative and Positive Symptoms in Schizophrenia. Am J. Psychiatry 144 (1987) 1549–1555

Brenner, B.: Alcoholism and Fatal Accidents. Q. J. Stud. Alcohol 28 (1967) 517–528

Brenner, H. D., Böker, W: Ausblick auf mögliche künftige Entwicklungen in Forschung und Praxis, in: Böker, W., Brenner, H. D. (Hrsg.), : Bewältigung der Schizophrenie. Huber Verlag Bern-Stuttgart-Toronto 1986, 226–234

Breslow, N. E.: Covariance Analysis of Censored Survival Data. Biometrics 30 (1974) 89–100

Bronisch, T., Hecht, A.: Comparison of depressed patients with and without suicide attempts in their past history. Acta Psychiat. Scand. 76 (1987) 438–449

Brook, O. H.: Mortality in the long-stay population of Dutch mental hospitals. Acta Psychiat. Scand. 71 (1985) 626–635

Buchkremer, G., Schulze-Mönking, H.: Die Effizienz von therapeutischen Angehörigengruppen und Selbsthilfegruppen bei der Rezidivprophylaxe schizophrener Patienten, in: Böker, W., Brenner, H. D. (Hrsg.): Bewältigung der Schizophrenie. Huber Verlag Bern-Stuttgart-Toronto 1986, 113–120

Buda, M., Tsuang, M. T., Fleming, J. A.: Causes of Death in DSM-III Schizophrenics and Other Psychotics (Atypical Group). Arch. Gen. Psychiatry 45 (1988) 283–285

Carlsson, A.: Mechanism of Action of Neuroleptic Drugs, in: Lipton, M. A., DiMascio, A., Killam, K. F. (eds.): Psychopharmacology: A Generation of Progress. Raven Press New York 1978, 1057–1070

Casadebaig, F., Quemada, N.: Mortality in psychiatric inpatients. Acta Psychiat. Scand. 79 (1989) 257–264

Casper, W.: Geschlechtsunterschiede bei der Unfallsterblichkeit in der DDR. Z. Ärztl. Fortbildung 75 (1981a) 232–237

Casper, W.: Die Unfallsituation in der DDR unter sozialhygienischen und ökonomischen Aspekten. Z. Ärztl. Fortbildung 75 (1981b) 918–923

Ciompi, L.: Zum Problem der psychiatrischen Primärprävention, in: Kisker, K. P., Meyer, J.-E., Müller, C. et al. (Hrsg.): Psychiatrie der Gegenwart 2. Aufl., Teil I/1, Grundlagen

120

und Methoden der Psychiatrie. Springer Verlag Berlin-Heidelberg-New York 1979, 343–386

Cooper, B.: Demographic and Epidemiological Methods in Psychiatric Research, in: Kisker, K. P., Meyer, J.-E., Müller, C. et al. (Hrsg.): Psychiatrie der Gegenwart Teil I/1, Grundlagen und Methoden der Psychiatrie, 2. Aufl. Springer Verlag Berlin-Heidelberg-New York 1979, 685–710

Cooper, B.: Epidemiology and clinical psychiatry. Acta Psychiat. Belg. 86 (1986) 340–348

Cooper, J. E., Goodhead, D., Craig, T. et al.: The Incidence of Schizophrenia in Nottingham. Br. J. Psychiatry 151 (1987) 619–626

Cordes, R.: Die Selbstmorde in der DDR im gesamtdeutschen und internationalen Vergleich. Z. Ärztl. Fortbildung 58 (1964) 985–992

Coryell, W.: Diagnosis-specific Mortality: Primary Unipolar Depression and Briquet's Syndrome (Somatization Disorder). Arch. Gen. Psychiatry 38 (1981a) 939–942

Coryell, W.: Obsessive-compulsive Disorder and Unipolar Depression. J. Nerv. Ment. Dis. 169 (1981b) 220–224

Coryell, W., Noyes, R., Clancy, J.: Excess Mortality in Panic Disorder – A Comparison With Primary Unipolar Depression. Arch. Gen. Psychiatry 39 (1982) 701–703

Coryell, W., Noyes R., House, J. D.: Mortality Among Outpatients with Anxiety Disorders. Am. J. Psychiatry 143 (1986) 508–510

Cott, J. M., Kurtz, N. M.: New pharmacological treatments for schizophrenia, in: Nasrallah, H. A. (ed.): Handbook of Schizophrenia Vol. 2: Neurochemistry and Neuropharmacology of Schizophrenia. Elsevier Publishers Amsterdam-New York-Oxford 1987, 203–226

Cox, D. R.: Regression Models and Life-tables. J. Royal Stat. Soc. (B) 34 (1972) 187–220

Cox, D. R., Oakes, D.: Analysis of Survival Data. Chapman and Hall London-New York 1984

Crancer, A., Quiring, D. L.: The Mentally Ill as Motor Vehicle Operators. Am. J. Psychiat. 126 (1969) 807–813

Creese, I.: Biochemical Properties of CNS Dopamine Receptors, in: Meltzer, H. Y. (ed.): Psychopharmacology – The Third Generation of Progress. Raven Press New York 1987, 257–264

Découfle, P., Thomas, T. L., Pickle, L. W.: Comparison of the Proportionate Mortality Ratio and Standardized Mortality Ratio Risk Measures. Am. J. Epidemiol. 111 (1980) 263–269

Diehl, L. W.: Unfall oder getarnter Suizid? Münch. Med. Wschr. 127 (1985) 248–250

Dingman, C. W., McGlashan, T. H.: Discriminating characteristics of suicides. Acta Psychiat. Scand. 74 (1986) 91–97

Dooley. E.: Prison Suicide in England and Wales, 1972–1987. Br. J. Psychiatry 156 (1990) 40–45

Dörner, K.: Einleitung, in: Maus, H., Fürstenberg, F., Benseler, F. (Hrsg.): Soziologische Texte Bd. 32. Luchterhand Verlag Neuwied-Berlin 1973, XI–XXVII

Dorpat, T. L., Ripley, H. S.: A Study of Suicide in the Seattle Area. Compr. Psychiatry 1 (1960) 349–359

Drake, R., Gates, C., Whitaker, A. et al.: Suicide Among Schizophrenics: A Review. Compr. Psychiatry 26 (1985) 90–100

Durkheim, E.: Der Selbstmord, Paris 1896, in: Maus, H., Fürstenberg, F., Benseler, F. (Hrsg.): Soziologische Texte Bd. 32. Luchterhand Verlag Neuwied-Berlin 1973

Eastwood, M. R., Stiasny, S., Meier, H. M. R. et al.: Mental Illness and Mortality. Compr. Psychiatry 23 (1982) 377–385

Eaton, W. W.: The epidemiology of schizophrenia, in: Burrows, G. D., Norman, T. R., Rubinstein, G. (eds.): Handbook of Studies on Schizophrenia, Part I: Epidemiology,

Aetiology and Clinical Features. Elsevier Publishers Amsterdam-New York-Oxford 1986, 11–33

Eelkema, R. C., Brosseau, J., Koshnick, R. et al.: A Statistical Study on the Relationship Between Mental Illness and Traffic Accidents: A Pilot Study. Am. J. Public Hlth. 69 (1970) 459–469

Eichhorn, H., Nitzsche, M., Kliewe, W.: Überlegungen zum Suizid im psychiatrischen Krankenhaus. Psychiat. Neurol. Med. Psychol. 37 (1985) 573–581

Engel, J., Caldecott-Hazard, S., Bandler, R.: Neurobiology of Behavior: Anatomic and Physiological Implications Related to Epilepsy. Epilepsia 27 Suppl. 2, 1986, 3–13

Evenson, R. C., Wood, J. B., Nuttall, E. A. et al.: Suicide rates among public mental health patients. Acta Psychiat. Scand. 66 (1982) 254–266

Fahrenkrug, W. H.: Amerikanische Langzeituntersuchungen zu Alkoholproblemen, in: Kleiner, D. (Hrsg.): Langzeitverläufe bei Suchtkrankheiten. Springer Verlag Berlin-Heidelberg-New York 1987, 24–39

Fawcett, J., Scheftner, W., Clark, D. et al.: Clinical Predictors of Suicide in Patients with Major Affective Disorders: A Controlled Prospective Study. Am. J. Psychiatry 144 (1987) 35–40

Feifel, H., Strack, S., Tong Nagy, V.: Coping Strategies and Associated Features of Medically Ill Patients. Psychosom. Med. 49 (1987) 616–625

Feuerlein, W.: Epidemiologie und volkswirtschaftliche Bedeutung des Alkoholismus. Therapiewoche 34 (1984) 2917–2931

Feuerlein, W.: Langzeitverläufe des Alkoholismus (mit Literaturübersicht aus dem europäischen Raum), in: Kleiner, D. (Hrsg.): Langzeitverläufe bei Suchtkrankheiten. Springer Verlag Berlin-Heidelberg-New York 1987, 40–54

Feuerlein, W.: Zur Epidemiologie des Alkoholismus, in: Schied, H.-W., Heimann, H., Mayer, E. (Hrsg.): Der chronische Alkoholismus. Fischer Verlag Stuttgart New York 1989, 3–14

Finzen, A.: Psychiatrische Behandlung und Suizid – Methodenprobleme bei der Untersuchung des Suizids unter psychiatrischer Behandlung. Psychiat. Prax. 10 (1983a) 103–108

Finzen, A.: Der Patientensuizid in der psychiatrischen Tagesklinik. Suizidprophylaxe 35 (1983b), 139–160

Finzen, A.: Psychiatrische Behandlung und Suizid – Kann psychiatrische Behandlung den Patienten-Suizid verhindern? Psychiat. Prax. 11 (1984) 1–5

Finzen, A.: Der Patientensuizid: Untersuchungen, Analysen, Berichte zur Selbsttötung psychisch Kranker während der Behandlung. Psychiatrie Verlag Bonn 1988

Finzen, A., Beushausen, C.: Ambulante psychiatrische Behandlung und Suizid. Psychiat. Prax. 11 (1984) 120–124

Finzen, A., Pieper, W., Schied, H.-W.: Suizid und psychiatrische Vorerkrankung. Suizidprophylaxe 35 (1983a) 90–105

Finzen, A., Grandel, S., Schied, H.-W.: Suizid im psychiatrischen Krankenhaus. Suizidprophylaxe 35 (1983b) 106–121

Finzen, A., Müller, A., Müller, D. et al.: Zum Suizid nach der Entlassung aus dem Krankenhaus. Suizidprophylaxe 35 (1983c) 122–138

Fiolka, L.: Zu einigen Problemen der Geschlechtsunterschiede in der Sterblichkeit. Z. Ges. Hygiene 34 (1988) 447–449

Frederick, C. J.: An Introduction and Overview of Youth Suicide, in: Peck, M. L., Farberow, N. L., Litman, R. E. (eds.): Youth Suicide. Springer Publishing Company New York 1985, 1–16

Frentzel-Beyme, R., Keil, R., Pflanz, M. et al.: Mortalitätsdaten und Mortalitätsstatistik – Bedeutung für Gesundheitswesen und epidemiologische Forschung. Münch. Med. Wschr. 122 (1980) 901–906

Freud, S.: Jenseits des Lustprinzips, Ges. Werke Bd. 8. Imago Publishing London 1923

Gaebel, W., Pietzcker, A.: Multidimensional Study of the Outcome of Schizophrenic Patients 1 Year After Clinic Discharge. Eur. Arch. Psychiatr. Neurol. Sci. 235 (1985) 45–52

Georgotas, A., McCue, R. E., Cooper, T. B. et al.: How Effective and Safe is Continuation Therapy in Elderly Depressed Patients? Arch. Gen. Psychiatry 45 (1988) 929–932

Giel, R., Dijk, S., van Weerden Dijkstra, J. R.: Mortality in the long-stay population of all Dutch mental hospitals. Acta Psychiat. Scand. 57 (1978) 361–368

Gmür, M., Tschopp, A.: Die Behandlungskontinuität bei schizophrenen Patienten in der Ambulanz – Eine Fünfjahresnachuntersuchung. Nervenarzt 59 (1988) 727–730

Goethe, J. W., Szarek, B. L., Cook, W. L.: A Comparison of Adequately vs Inadequately Treated Depressed Patients. J. Nerv. Ment. Disease 176 (1988) 465–470

Gorwitz, K., Bahn, A., Warthen, F. J. et al: Some Epidemiological Data on Alcoholism in Maryland: Based on Admissions to Psychiatric Facilities. Q. J. Stud. Alcohol 31 (1970) 423–443

Götze, P., Schneider, A.: Post-stationärer Suizid, in: Ritzel, G.: Kliniksuizid: Forschungsmethoden und rechtliche Aspekte. Roderer Verlag Regensburg 1989, 134–149

Greenwood, M., Yule, G. U.: An Inquiry Into the Nature of Frequency Distributions Representative to Multiple Happenings With Particular Reference to the Occurence of Multiple Attacks of Disease or of Repeated Accidents. J. R. Stat. Soc. 83 (1920) 255–278

Gross, G.: Basissymptome und Coping Behavior bei Schizophrenen, in: Böker W., Brenner, H. D. (Hrsg.): Bewältigung der Schizophrenie. Huber Verlag Bern-Stuttgart-Toronto 1986, 132–141

Guze, S. B., Robins, E.: Suicide and Primary Affective Disorders. Br. J. Psychiatry 177 (1970) 437–438

Haastrup, S., Jespen, P. W: Seven year follow-up of 300 young drug abusers. Acta Psychiat. Scand. 70 (1984) 503–509

Haenel, T., Brunner, F., Battegay, R.: Renal Dialysis and Suicide: Occurrence in Switzerland and in Europe. Compr. Psychiatry 21 (1980) 140–145

Haenel, T., Pöldinger, W.: Erkennung und Beurteilung der Suizidalität, in: Kisker, K. P., Lauter, H., Meyer, J.-E. et al (Hrsg.): Psychiatrie der Gegenwart, 3. Aufl., Bd. 2: Krisenintervention, Suizid, Konsiliarpsychiatrie. Springer Verlag Berlin-Heidelberg- New York Tokyo 1986, 107–132

Häfner, H.: Einführung in die psychiatrische Epidemiologie – Geschichte, Suchfeld, Problemlage, in: Häfner, H. (Hrsg.): Psychiatrische Epidemiologie. Springer Verlag Berlin-Heidelberg-New York 1978, 1–56

Häfner, H.: Epidemiologie von Suizid und Suizidversuch. Psychiat. Neurol. Med. Psychol. 41 (1989) 449–475

Häfner, H., An der Heiden, W.: Schizophrenieforschung mit Hilfe psychiatrischer Fallregister. Fortschr. Neurol. Psychiat. 53 (1985) 273–290

Häfner, H., An der Heiden, W.: The Contribution of European Case Registers to Research on Schizophrenia. Schizophrenia Bull. 12 (1986) 26–50

Häfner, H., Schmidtke, A.: Vorausschätzungen der Suizidhäufigkeit in der Bundesrepublik Deutschland. Öff. Gesundh.-Wes. 47 (1985) 205–209

Häfner, H., Schmidtke, A.: Suizid und Suizidversuche – Epidemiologie und Ätiologie. Nervenheilkunde 6 (1987) 49–63

Häfner, H., Bickel, H.: Physical Morbidity and Mortality in Psychiatric Patients, in: Öhman, R. (ed.): Interaction Between Mental and Physical Illness. Springer Verlag Berlin-Heidelberg-New York 1989, 29–47

Hagnell, O., Lanke, J., Rorsman, B.: Suicide Rates in the Lundy Study: Mental Illness as a Risk Factor for Suicide. Neuropsychobiology 7 (1987) 248–253

123

Händel, K.: Suizid am Steuer. Lebensversicherungsmedizin 34 (1982) 153–154

Harmsen, H.: Sozialhygienische Analyse der unterschiedlichen Selbstmordverhältnisse unter besonderer Berücksichtigung der Bundesrepublik Deutschland, der DDR und West-Berlin. Akademie für Staatsmedizin Hamburg 1966

Harris, A. E.: Physical Disease and Schizophrenia. Schizophrenia Bull. 14 (1988) 85–96

Hasenfelder, W.: Aktuelle Darstellung der Suizidproblematik in Görlitz. Akademie für Ärztliche Fortbildung Berlin 1986, Dissertation A

Hawton, K: Assessment of Suicide Risk. Br. J. Psychiatry 150 (1987) 145–153

Heim, E., Augustiny, K., Blaser, A.: Krankheitsbewältigung (Coping) – ein integriertes Modell. Psychoth. Med. Psychol. 33 (1983) 35–40

Helgason, L.: Psychiatric Services and Mental Illness in Iceland. Acta Psychiat. Scand. 1977, Suppl. 268

Helmchen, H., Hippius, H.: Depressive Syndrome im Verlauf neuroleptischer Therapie. Nervenarzt 38 (1967) 455–458

Hempel, H. D., Kittel, E.: Zur längerfristigen thymoleptischen Behandlung depressiver Zustände unter besonderer Berücksichtigung spätdepressiver Erkrankungen. Psychiat. Neurol. Med. Psychol. 34 (1982) 657–662

Hendin, H.: Suicide: A Review of New Directions in Resarch. Hosp. Comm. Psychiatry 37 (1986) 148–154

Hengeveld, M. W., van der Wal, J., Kerkhof, A. J. F. M.: Clinical Prediction of Suicidal Behavior Among High-risk Suicide Attempters, in: Möller, H.-J., Schmidtke, A., Welz, R. (eds.): Current Issues of Suicidology. Springer Verlag Berlin-Heidelberg-New York 1988, 189–192

Heninger, G. R., Charney, D. S.: Mechanism of Action of Antidepressant Treatment: Implications for the Etiology and Treatment of Depressive Disorders, in: Meltzer, H. Y. (ed.): Psychopharmacology – The Third Generation of Progress. Raven Press New York 1987, 535–544

Herrmann, H. E., Baldwin, J. A., Christie, D.: A record-linkage study of mortality and general hospital discharge in patients diagnosed as schizophrenic. Psychol. Med. 13 (1983) 581–593

Hill, I. D.: Computing Man Years at Risk. Brit. J. Prev. Soc. Med. 26 (1972) 132–134

Hoffmann, H., Modestin, J.: Completed suicide in discharged psychiatric inpatients. Soc. Psychiatry 22 (1987) 93–98

Hogarty, G. E., Schooler, N. R., Ulrich, R. et al.: Fluphenazine and Social Therapy in the Aftercare of Schizophrenic Patients. Arch. Gen. Psychiatry 36 (1979) 1283–1294

Holinger, P. C.: Adolescent Suicide: An Epidemiological Study of Recent Trends. Am. J. Psychiatry 135 (1978) 754–756

Huber, G., Gross, G., Schüttler, R.: Schizophrenie – Eine verlaufs- und sozialpsychiatrische Langzeitstudie. Springer Verlag Berlin-Heidelberg-New York 1979

Hugler, H.: Epidemiologie alkoholbedingter Krankheiten, in: Nickel, B., Morozov, G. V. (Hrsg.): Alkoholbedingte Krankheiten. Verlag Volk und Gesundheit Berlin 1989, 26–35

Institut für Planung und Organisation des Gesundheitswesens, Bezirk Magdeburg. Statistische Angaben

Jablensky, A.: Epidemiology of Schizophrenia: A European Perspective. Schizophrenia Bull. 12 (1986) 52–73

Jablensky, A.: Prediction of the course and outcome of depression. Psychol. Med. 17 (1987) 1–9

Jacobsson, L., Renberg, E.: Epidemiology of suicide in a Swedish county (Västerbotten) 1961 – 1980. Acta Psychiat. Scand. 74 (1986) 459–468

124

Jacobsson, B., Eklund, G., Hamberger, L. et al.: Perinatal origin of adult self destructive behavior. Acta Psychiat. Scand. 76 (1987) 364–371

James, I. P., Levin, S.: Suicide Following Discharge from Psychiatric Hospital. Arch. Gen. Psychiatry 10 (1964) 43–46

Jeff, J., Tress, K., Edwards, B.: The clinical course of depressive symptoms in schizophrenia. Schizophrenia Res. 1 (1988) 25–30

Jenicek, M.: Notion de risque en épidémiologie des maladies mentales. Acta Psychiat. Belg. 86 (1986) 420–422

Johnstone, E. C., Macmillan, J. F., Crow, T. J.: The occurrence of organic disease of possible or probable aetiological significance in a population of 268 cases of first episode schizophrenia. Psychol. Med. 17 (1987) 371–379

Jorgensen, P., Mortensen, P. B.: Reactive psychosis and mortality. Acta Psychiat. Scand. 81 (1990) 277–279

Jung, U., Koester, W., Schneider, R. et al.: Katamnesen bei behandelten Alkoholabhängigen mit wiederholten Meßzeitpunkten über 4 Jahre, in: Kleiner, D.: Langzeitverläufe bei Suchtkrankheiten. Springer Verlag Berlin-Heidelberg-New York 1987, 89–114

Kane, J. M., Lieberman, J. A.: Maintenance Pharmacotherapy in Schizophrenia, in: Meltzer, H. Y. (ed.): Psychopharmacology – The Third Generation of Progress. Raven Press New York 1987a, 1103–1109

Kane, J. M.: Neuroleptic treatment of schizophrenia, in: Nasrallah, H. A. (ed.): Handbook of Schizophrenia Vol. 2: Neurochemistry and Neuropharmacology of Schizophrenia. Elsevier Publishers Amsterdam-New York-Oxford 1987b, 179–201

Kapfhammer, H.-P., Rüther, E.: Depotneuroleptika. Springer Verlag Berlin-Heidelberg-New York 1988

Kaplan, E. L., Meier, P.: Nonparametric Estimation from Incomplete Observations. J. Am. Stat. Ass. 53 (1958) 457–481

Kastrup, M., Dupont, A., Bille, M. et al.: Traffic accidents involving psychiatric patients. Acta Psychiat. Scand. 58 (1977) 30–39

Kay, D. W. K, Fahy, T., Garside, R. F.: A Seven-Month Double-Blind Trial of Amitriptyline and Diazepam in ECT-Treated Depressed Patients. Br. J. Psychiat. 117 (1970) 667–671

Keller, M. B., Lavori, P. W.: Commentary: The Adequacy of Treating Depression. J. Nerv. Ment. Dis. 176 (1988) 471–474

Kessel, N., Grossmann, G.: Suicide in Alcoholics. Br. Med. J. II (1961) 1671–1672

Kessler, K. A.: Tricyclics: Mode of Action and Clinical Use, in: Lipton, M. A., DiMascio, A., Killam, K. F. (eds.): Psychopharmacology: A Generation of Progress. Raven Press New York 1978, 1289–1302

Keyserlingk, H. von: Zum Problem des Alkoholismus im Bezirk Schwerin – Eine sozialmedizinische Studie unter besonderer Berücksichtigung neuropsychiatrischer Gesichtspunkte. Akademie für Ärztliche Fortbildung Berlin 1981, Dissertation B

Klerman, G. L.: Evidence for Increase in Rates of Depression in North America and Western Europe in Recent Decades, in: Hippius, H., Klerman, G. L., Matussek, N. (eds.): New Results in Depression Research. Springer Verlag Berlin-Heidelberg-New York 1986, 7–15

Klerman, G. L.: Clinical Epidemiology of Suicide. J. Clin. Psychiatry 48 (1987) 33–38

Klerman, G. L., Lavori, P. W., Rice, L. et al.: Birth-Cohort Trends in Rates of Major Depressive Disorder Among Relatives of Patients with Affective Disorder. Arch. Gen. Psychiatry 42 (1985) 689–693

Kolmos, L: Suicide in Scandinavia – An epidemiological analysis. Acta Psychiat. Scand. 76 (1987) Suppl. 336, 11–16

Kono, S., Ikeda, M., Tokudome, S. et al.: Alcohol and Mortality: A Cohort Study of Male Japanese Physicians. Int. J. Epidemiol. 15 (1986) 527–532

Koranyi, E. K.: Fatalities in 2070 Psychiatric Outpatients. Arch. Gen. Psychiatry 34 (1977) 1137–1142

Korczak, D.: Estimation of Suicidal Behavior in Representative Epidemiologic Studies, in: Möller, H.-J., Schmidtke, A., Welz, R. (eds.): Current Issues of Suicidology. Springer Verlag Berlin-Heidelberg-New York 1988, 26–32

Kraemer, H. C., Pruyn, J. P., Gibbons, R. D. et al.: Methodology in Psychiatric Research – Report on the 1986 MacArthur Foundation Network I Methodology Institute. Arch. Gen. Psychiatry 44 (1987) 1100–1006

Kraepelin, E.: Einführung in die psychiatrische Klinik. 4. Aufl. Bd. 2. Johann Ambrosius Barth Leipzig 1921

Kramer, M., Anthony, J.: Review of differences in mental health indicators used in national publications: recommendations for their standardization. Wld. Hlth. Stat. Quart. 36 (1983) 256–338

Kreitman, N.: The Coal Gas Story. Br. J. Prev. Soc. Med. 30 (1976) 86–93

Kreitman, N: Die Epidemiologie des Suizids und Parasuizids, in: Kisker, P., Lauter, H., Meyer, J.-E. et al (Hrsg.): Psychiatrie der Gegenwart 3. Aufl., Bd. 2: Krisenintervention, Suizid, Konsiliarpsychiatrie. Springer Verlag Berlin-Heidelberg-New York 1986, 87–106

Kreitman, N.: Suicide, age and marital status. Psychol. Med. 18 (1988) 121–128

Krostewitz, G.: Zum Suizidgeschehen im Kreis Sangerhausen. Akademie für Ärztliche Fortbildung, Berlin 1985, Dissertation A

Kulawik, H.: Der Suizidversuch – zur Psychopathologie und Therapie der Suizidalität. Humboldt-Universität Berlin 1975, Dissertation B

Kurz, A., Möller, H. J.: Ergebnisse der klinisch-experimentellen Evaluation von suizidprophylaktischen Versorgungsprogrammen. Arch. Psychiat. Nervenkr. 232 (1982) 97–118

Laessle, R., Pfister, H., Wittchen. H.-U.: Risk of Rehospitalization of Psychotic Patients. Psychopathology 20 (1987) 48–60

Lange, H.-J.: Statistische Maßzahlen der Morbidität und Mortalität in der Epidemiologie. Arb. med. Soz. med. Präv. med. 16 (1981) 50–52

Lange, J.: Die endogenen und reaktiven Gemütserkrankungen und die manisch-depressive Konstitution, in: Bumke, O. (Hrsg.): Handbuch der Geisteskrankheiten Bd. VI, Teil II. Springer Verlag Berlin 1928, 1–231

La Vecchia, C., Bollini, P., Imazio, C. et al.: Age, period of death and birth cohort effects on suicide mortality in Italy 1955–1979. Acta Psychiat. Scand. 74 (1986a) 137–143

La Vecchia, C., Decarli, A., Mezzanotte, G. et al.: Mortality from alcohol related disease in Italy. J. Epidemiol. Comm. Hlth. 40 (1986b) 257–261

Lavori, P. W., Keller, M. B., Klerman, G. L.: Relapse in affective disorders: A renalysis of the literature using life table methods. J. Psychiat. Res. 18 (1984) 13–25

Ledermann, S.: Alcool – alcoolisme – alcoolisation; données scientifiques de caractère physiologique, économique et social. Travaux et documents, cahier no. 29. Institut National d'Etudes Demographique, Paris 1956

Lehmann, H. E., Fenton, F. R., Deutsch, M. et al.: An 11-year follow-up study of 110 depressed patients. Acta Psychiat. Scand. 78 (1988) 57–65

Lengwinat, A.: Sozialhygienische Gesichtspunkte zum Selbstmordproblem. Z. Ärztl. Fortbildung 53 (1959) 1008–1020

Lengwinat, A.: Vergleichende Untersuchungen über die Selbstmordhäufigkeit in beiden deutschen Staaten. Dtsch. Gesundheitswesen 16 (1961) 873–878

Lester, D.: Religion, suicide and homicide. Soc. Psychiatry 22 (1987) 99–101

Lester, D.: A regional analysis of suicide: the USA vs Sri Lanka. Soc. Psychiat. Psychiatr. Epidemiol. 24 (1989) 143–145

Lester, D., Murrell, M. E.: The Influence of Gun Control Laws on Suicidal Behaviour. Am. J. Psychiat. 137 (1980) 121–122

Lilienfeld, A. M., Lilienfeld, D. E.: Foundations of Epidemiology. University Press New York-Oxford 1980

Lindenmayer, J. P., Kay, St. R., Friedman, C.: Negative and Positive Schizophrenic Syndromes After the Acute Phase: A Prospective Follow-up. Compr. Psychiatry 27 (1986) 276–286

Linder, A., Wang, A. G.: Suicides Among Psychiatric Patients in Funen (Denmark), in: Möller, H.-J., Schmidtke, A., Welz, R. (eds.): Current Issues of Suicidology. Springer Verlag Berlin-Heidelberg-New York 1988, 70–74

Lipowski, Z. J.: Cardiovascular Disorders, in: Kaplan, H. I., Freedman, A. M., Sadock, B. J. (eds.): Comprehensive Textbook of Psychiatry III, IIIrd Ed. Williams and Wilkins Baltimore-London 1980, 1891–1907

Louhivuori, K. A., Hakama, M.: Risk of Suicide Among Cancer Patients. Am. J. Epidemiol. 109 (1979) 59–65

Mackenzie, A., Allen, R. P., Funderburk, F. R.: Mortality and Illness in Male Alcoholics: An 8-Year Follow-Up. Internat. J. Addict. 21 (1986) 865–882

Mally, H.: Mehr Sicherheit!Der deutsche Straßenverkehr 35 (1987) 4–5

Malt, U., Myhrer, T., Blikra, G. et al.: Psychopathology and accidental injuries. Acta Psychiat. Scand. 76 (1987) 261–271

Manton, K. G., Stallard, E.: Recent Trends in Mortality Analysis. Academic Press Orlando-San Diego-New York 1984

Martin, R. L. .: Methodological and Conceptual Problems in the Study of Mortality in Psychiatry. Psychiat. Developments 4 (1985) 317–333

Martin, R. L., Cloninger, C. R., Guze, S. B. et al.: Mortality in a Follow-up of 500 Psychiatric Outpatients: I. Total Mortality. Arch. Gen. Psychiatry 42 (1985a) 47–54

Martin, R. L., Cloninger, C. R., Guze, S. B. et al.: Mortality in a Follow-up of 500 Psychiatric Outpatients: II. Cause-Specific Mortality. Arch. Gen. Psychiatry 42 (1985b) 58–66

Martin, R. L., Cloninger, C. R., Guze, S. B. et al.: Frequency and Differential Diagnosis of Depressive Syndromes in Schizophrenia. J. Clin. Psychiatry 46 (1985c) 9–13

Mayer-Gross, W.: Die Klinik, in: Bumke, O. (Hrsg.): Handbuch der Geisteskrankheiten Bd. IX, Die Schizophrenie. Springer Verlag Berlin 1932, 293–578

McCarthy, P. D., Walsh, D.: Suicide in Dublin. I: The Under-reporting of Suicide and the Consequences for National Statistics. Br. J. Psychiatry 126 (1975) 301–308

McClure, G. M. G.: Trends in Suicide Rate for England and Wales 1975–1980. Br. J. Psychiatry 144 (1984) 119–126

McClure, G. M. G.: Suicide in England and Wales. Br. J. Psychiatry 150 (1987) 309–314

McDonald, J. M.: Suicide and Homicide by Automobile. Am. J. Psychiatry 121 (1964) 366–370

McGlashan, T.: A Selective Review of Recent North American Long-Term Followup Studies of Schizophrenia. Schizophrenia Bull. 14 (1988) 515–542

McMahon, B., Pugh, J. F.: Epidemiology – Principles and Methods. Little Brown Boston 1970

Mechanic, D.: Problems and Prospects in Psychiatric Epidemiology, in: Birkenhead, C. of, Williams, E. T., McLachlan, G. (eds.): Psychiatric Epidemiology. Oxford University Press London-New York-Toronto 1970, 3–22

Mendez, M. F., Cummings, J. L., Benson, D. F.: Depression in Epilepsy – Significance and Phenomenology. Arch. Neurol. 43 (1986) 766–770

Mendlewicz, J.: Population and Family Studies in Depression and Mania. Br. J. Psychiatry 153 Suppl. 3 (1988) 16–25

Metzger, M., Wolfersdorf, M.: Suizide stationär behandelter depressiver Patienten – ein Vergleich mit depressiven Patienten ohne Suizid, in: Wolfersdorf, M., Vogel, R. (Hrsg.): Suizidalität bei stationären psychiatrischen Patienten. Weissenhof Verlag Weinsberg 1987, 175–192

Miles, C. P.: Conditions Predisposing to Suicide – A Review. J. Nerv. Ment. Dis. 164 (1977) 231–246

Miller, F. T., Chabrier, L. A.: Suicide Attempts Correlate with Delusional Content in Major Depression. Psychopathology 21 (1988) 34–37

Miltner, E., Barz, J.: Zu den Grenzen der Aufklärbarkeit tödlicher Verkehrsunfälle aus rechtsmedizinischer Sicht. Lebensversicherungsmedizin 36 (1984) 208–212

Mindham, R. H. S., Howland, C.. Sheperd, M.: An Evaluation of Continuation Therapy with Tricyclic Antidepressants in Depressive Illness. Psychol. Med. 3 (1973) 5–17

Mitterauer, B.: Zur Rolle genetischer Faktoren beim Selbstmord. Psychiat. Prax. 13 (1986) 231–235

Modestin, J.: Suizid in der psychiatrischen Institution. Nervenarzt 53 (1982) 254–261

Modestin, J.: Three Different Types of Clinical Suicide. Eur. Arch. Psychiat. Neurol. Sci. 236 (1986) 148–153

Modestin, J.: Suizid in der psychiatrischen Klinik. Enke Verlag Stuttgart 1987

Modestin, J.: Zur institutionellen Psychotherapie des suizidalen Patienten. Schweiz. Arch. Neurol. Psychiat. 139 (1988) 41–49

Modestin, J.: Zur Psychotherapie der akuten Suizidalität. Psychother. Med. Psychol. 39 (1989) 115–120

Modestin, J., Kopp, W.: Study on suicide in depressed inpatients. J. Affect. Disorders 15 (1988) 157–162

Modestin, J., Lerch, M: Hospitalisationsdauer – ein zentrales Maß der psychiatrischen Spitalpolitik. Nervenarzt 59 (1988) 344–349

Moens, G. F. G., van Oortmarssen, G. J., Honggokoesoemo, S., et al.: Birth cohort analysis of suicide mortality in Belgium 1954–1981 by a graphic and a quantitative method. Acta Psychiat. Scand. 76 (1987) 450–455

Moens, G. F. G., Haenen, W., van de Voorde, H.: Epidemiological aspects of suicide among the young in selected European countries. J. Epidemiol. Comm. Hlth. 42 (1988) 279–285

Möller, H.-J., von Zerssen, D.: Depressive Symptomatik bei Aufnahme und Entlassung stationär behandelter schizophrener Patienten. Nervenarzt 52 (1981) 525–530

Möller, H.-J., von Zerssen, D.: Depression in schizophrenia, in: Burrows, G. D., Norman, T. R., Rubinstein, G. (eds.): Handbook of Studies on Schizophrenia, Part I: Epidemiology, Aetiology and Clinical Features. Elsevier Publishers Amsterdam-New York-Oxford 1986, 183–191

Mombour, W.: Klassifikation, Patientenstatistik, Register, in: Kisker, K. P., Meyer, J.-E., Müller, C. et al. (Hrsg.): Psychiatrie der Gegenwart III, 2. Auflage. Springer Verlag Berlin-Heidelberg-New York 1975, 81–118

Monk, M.: Epidemiology of Suicide. Epidemiol. Reviews 9 (1987) 51–69

Morgenstern, H., Kleinbaum, D. G., Kupper, L. L.: Measures of Disease Incidence Used in Epidemiologic Research. Int. J. Epidemiol. 9 (1980) 97–104

Mortensen, P. B., Juel, K.: Mortality and causes of death in schizophrenic patients in Denmark. Acta Psychiat. Scand. 81 (1990) 372–377

Moskowitz, J. M.: The Primary Prevention of Alcohol Problems: A Critical Review of the Research Literature. J. Stud. Alcohol 50 (1989) 54–88

Müller, P.: Der Suizid des schizophrenen Kranken und sein Zusammenhang mit der therapeutischen Situation. Psychiat. Prax. 16 (1989) 55–61

Mundt, Ch.: Spezifische und unspezifische Risikofaktoren für Suizide Schizophrener und der therapeutische und präventive Umgang mit ihnen, in: Wolfersdorf, M., R. Vogel (Hrsg.): Suizidalität bei stationären psychiatrischen Patienten. Weissenhof Verlag Weinsberg 1987, 107–130

Murphy, G. E.: Problems in Studying Suicide. Psychiat. Developments 4 (1983a) 339–350

Murphy, G. E.: On Suicide Prediction and Prevention. Arch. Gen. Psychiatry 40 (1983b) 343–344

Murphy, G. E.: Suicide in Alcoholism, in: Roy, A. (ed.): Suicide. Williams and Wilkins Baltimore-London-Los Angeles 1986a, 89–96

Murphy, G. E.: The Physician's Role in Suicide Prevention, in: Roy, A. (ed.): Suicide. Williams and Wilkins Baltimore-London-Los Angeles 1986b, 171–179

Murphy, G. E., Wetzel, R. D.: Suicide Risk by Birth Cohort in the United States, 1949 to 1974. Arch. Gen. Psychiatry 37 (1980) 519–523

Murphy, G. E., Armstrong, J. W., Hermele, S. L. et al.: Suicide and Alcoholism: Interpersonal Loss Confirmed as a Predictor. Arch. Gen. Psychiatry 36 (1979) 65–69

Murphy, G. E., Lindesay, J., Grundy, E.: 60 Years of Suicides in England and Wales – A Cohort Study. Arch. Gen. Psychiatry 43 (1986) 969–976

Murphy, J. M., Monson, R. R., Olivier, D. C. et al.: Mortality risk and psychiatric disorders. Soc. Psychiat. Psychiatr. Epidemiol. 24 (1989) 134–142

Newman, S. C., Bland, R. D.: Canadian trends in mortality from mental disorders, 1965–1983. Acta Psychiat. Scand. 76 (1987) 1–7

Nordström, P., Asgard, U.: Birth Cohort Analysis of Suicide Mortality in Sweden, in: Möller, H.-J., Schmidtke, A., Welz, R. (eds.): Current Issues of Suicidology. Springer Verlag Berlin-Heidelberg-New York 1988, 33–37

Noreik, K.: Attempted suicide and suicide in functional psychoses. Acta Psychiat. Scand. 52 (1975) 81–106

Noyes, R.: Motor vehicle accidents related to psychiatric impairement. Psychosomatics 26 (1985) 569–572

Ogawa, K., Miya, M., Watarai, A. et al.: A Long-term Follow-up Study of Schizophrenia in Japan – with Special Reference to the Course of Social Adjustment. Br. J. Psychiatry 151 (1987) 758–765

Overholser, J. C., Miller, I. W., Norman, W. H.: The Course of Depressive Symptoms in Suicidal vs Nonsuicidal Depressed Inpatients. J. Nerv. Ment. Dis. 175 (1987) 450–456

Perris, C., Beskow, J., Jacobsson, L.: Some remarks on the incidence of successful suicide in psychiatric care. Soc. Psychiat. 15 (1980) 161–166

Petersson, B.: Analysis of the Role of Alcohol in Mortality, Particularly Sudden Unwittnessed Death, in Middle-aged Men in Malmö, Sweden. Alc. Alcoholism 23 (1988) 259–263

Pflanz, M.: Allgemeine Epidemiologie – Aufgaben, Technik, Methoden. Thieme Verlag Stuttgart 1973

Philips, D. P.: Motor Vehicle Fatalities Increase Just After Publicized Suicide Stories. Science 6 (1977) 1464–1465

Pitts, F. N., Schuller, A. B., Rich, C. L. et al.: Suicide Among U. S. Women Physicians, 1967–1972. Am. J. Psychiat. 136 (1979) 694–696

Platt, S.: Suicide Trends in 24 European Countries, 1972–1984, in: Möller, H.-J., Schmidtke, A., Welz, R. (eds.): Current Issues of Suicidology. Springer Verlag Berlin-Heidelberg-New York 1988, 3–13

Poikolainen, K.: Survival Methods in the Evaluation of the Outcome of Alcoholism Treatment. Br. J. Addict. 78 (1983) 403–407

Pokorny, A. D.: Prediction of Suicide in Psychiatric Patients. Arch. Gen. Psychiatry 40 (1983) 249–257

Pokorny, A., Kaplan, H.: Suicide Following Psychiatric Hospitalization. J. Nerv. Ment. Dis. 162 (1976) 119–125

Pöldinger, W., Sonneck, G.: Die Abschätzung der Suizidalität. Nervenarzt 51 (1980) 147–151

Polich, J. M., Armor, D. J., Braike, H.: The Course of Alcoholism: 4 Years After Treatment (Rand Report 2). Rand Corporation Santa Monica 1980

Prager, G., Cimander, K., Wagner, W. et al.: Die kardiotrope Wirkung von Antidepressiva, in: Hippius, H., N. Matussek (Hrsg.): Differentialtherapie der Depression: Möglichkeiten und Grenzen, Advances in Pharmacotherapy 2. Karger Verlag Basel-München-Paris 1984, 143–161

Prien, R. F.: Long-Term Treatment of Affective Disorders, in: Meltzer, H. Y. (ed.): Psychopharmacology: The Third Generation of Progress. Raven Press New York 1987, 1051–1058

Prinz, H., Peter, J.-H., Ihm, P.: Was trägt eine Befunddokumentation eines Großklinikums zu epidemiologischen Fragestellungen bei?, in: Koller, S., Reichertz, P. L., Überla, K. (Hrsg.): Informationsverarbeitung in der Medizin – Wege und Irrwege, Medizinische Informatik und Statistik Bd. 16. Springer Verlag Berlin-Heidelberg-New York 1979, 17–39

Pritchard, C.: Suicide, unemployment and gender in the British Isles and European Economic Community (1974–1985). Soc. Psychiat. Psychiatr. Epidemiol. 23 (1988) 85–89

Radoschewski, M.: Anwendungsbereiche der Tafel – Methode in der Epidemiologie. Humboldt-Universität Berlin 1983, Dissertation B

Radoschewski, M., Schulz, J.: Anmerkungen zur Methodik von Todesursachen-Tafeln. Zschr. Ges. Hygiene 29 (1983) 132–136

Rabins, P. V., Harvis, K., Koven, S.: High Fatality Rates of Late-life Depression Associated with Cardiovascular Disease. J. Affect. Disorders 9 (1985) 165–167

Reimer, Ch.: Prävention und Therapie der Suizidalität, in: Kisker, K. P., Lauter, H., Meyer, J.-E. et al. (Hrsg.): Psychiatrie der Gegenwart, 3. Aufl., Bd. 2: Krisenintervention, Suizid, Konsiliarpsychiatrie. Springer Verlag Berlin-Heidelberg-New York 1986, 133–173

Reimer, Ch.: Der psychotherapeutische Umgang mit suizidalen Patienten, in: Wolfersdorf, M., R. Vogel (Hrsg.): Suizidalität bei stationären psychiatrischen Patienten. Weissenhof Verlag Weinsberg 1987, 15–48

Retterstol, N.: Schizophrenie – Verlauf und Prognose, in: Kisker, K. P., Lauter, H., Meyer, J.-E. et al. (Hrsg.): Psychiatrie der Gegenwart, 3. Auflage, Bd. 4: Schizophrenien. Springer Verlag Berlin-Heidelberg-New York 1987, 71–115

Richman, A.: Human Risk Factors in Alcohol-Related Crashes, in: Epidemiology of Traffic Crashes (Accidentology). J. Stud. Alcohol 1985, Suppl. 10, 21–31

Robins, E.: Completed Suicide, in: Roy, A. (ed.): Suicide. Williams and Wilkins Baltimore-London-Los Angeles 1986, 123–133

Robins, E., Murphy, G., Wilkinson, R. et al.: Some Clinical Observations in the Prevention of Suicide Based on a Study of 134 Successful Suicides. Am. J. Public Hlth. 49 (1959) 888–898

Romeder, J. M., McWhinnie, J. R.: Potential Years of Life Lost Between Ages 1 and 70: An Indicator of Premature Mortality for Health Planning. Int. J. Epidemiol. 6 (1977) 143–151

Ron, M. A.: Psychiatric Manifestations of Frontal Lobe Tumours. Br. J. Psychiatry 155 (1989) 735–738

Roy, A.: Risk Factors for Suicide in Psychiatric Patients. Arch. Gen. Psychiatry 39 (1982a) 1089–1095

Roy, A.: Suicide in Chronic Schizophrenia. Br. J. Psychiatry 141 (1982b) 171–177

Roy, A.: Suicide in Depressives. Compr. Psychiatry 24 (1983) 487–491

Roy, A., Mazonson, A., Pickar, D.: Attempted Suicide in Chronic Schizophrenia. Br. J. Psychiatry 144 (1984a) 303–306

Roy, A.: Do Neuroleptics Cause Depression? Biol. Psychiatry 19 (1984b) 777–781

130

Roy, A. Suicide in Schizophrenia, in: Roy, A. (ed.): Suicide. Williams and Wilkins Baltimore-London-Los Angeles 1986, 97–112

Sainsbury, P.: Suicide and Attempted Suicide, in.: Kisker, K. P., J.-E. Meyer, C. Müller et al. (Hrsg.): Psychiatrie der Gegenwart 2. Aufl. Bd. III. Springer Verlag Berlin-Heidelberg-New York 1975, 557–606

Sainsbury, P.: Validity and Reliability of Trends in Suicide Statistics. Wld. Hlth. Statist. Quart. 36 (1983) 339–348

Sainsbury, P.: Depression, Suicide, and Suicide Prevention, in: Roy, A. (ed.): Suicide. Williams and Wilkins Baltimore-London-Los Angeles 1986, 73–88

Sainsbury, P., Jenkins, J. S.: The accuracy of officially reported suicide statistics for purposes of epidemiological research. J. Epidemiol. Comm. Hlth. 36 (1982) 43–48

Sakinofsky, I.: Suicides in doctors and their wives. Br. Med. J. 281 (1980) 386–387

Sartorius, N.: Concluding address. Acta Psychiat. Belg. 86 (1986) 640–644

Schach, E.: Nutzung von Sekundärdaten durch die Forschung, in: Brennecke, R., Greiser, E., Paul, H. A. et al. (Hrsg.): Datenqellen für Sozialmedizin und Epidemiologie, Reihe Medizinische Informatik und Statistik Bd. 26. Springer Verlag Berlin-Heidelberg-New York 1981, 29–36

Schmid-Burgk, W.: Antidepressiva, in: Koella, W.: Psychopharmaka. Fischer Verlag Stuttgart-New York 1989, 85–123

Schmidt, C. W., Shaffer, J. N., Zlotowitz, H. J. et al.: Suicide by Vehicular Crash. Am. J. Psychiat. 134 (1977) 175–178

Schmidt, W., J. De Lint: Causes of Death of Alcoholics. Quart. J. Stud. Alc. 23 (1972) 171–185

Schmidtke, A.: Entwicklung der Häufigkeit suizidaler Handlungen im Kindes- und Jugendalter in der Bundesrepublik Deutschland. Kinderarzt 12 (1981) 697–714

Schmidtke, A.: Zur Prognose und Entwicklung von Suiziden im Kindes- und Jugendalter in der Bundesrepublik Deutschland 1979–1980. Soz.-pädiatr. Prax. Klin. 5 (1983) 199–202

Schmidtke, A.: Zur Entwicklung der Häufigkeit suizidaler Handlungen im Kindes- und Jugendalter in der Bundesrepublik Deutschland 1950 bis 1961. Suizidprophylaxe 38 (1984) 45–79

Schmidtke, A., Häfner, H.: Anstieg der Suizidhäufigkeit in der BRD – Realität oder Methodenartefakte?, in: Welz, R., Möller, H. J. (Hrsg.): Bestandsaufnahme der Suizidforschung. Epidemiologie, Prävention und Therapie. Roderer Verlag Regensburg 1984, 13–31

Schmidtke, A., Häfner, H.: Suizide und Suizidversuche im Kindes- und Jugendalter in der Bundesrepublik Deutschland: Häufigkeiten und Trends, in: Specht, F., Schmidtke, A. (Hrsg.): Beiträge zur Erforschung selbstdestruktiven Verhaltens 2: Selbstmordhandlungen bei Kindern und Jugendlichen. Roderer Verlag Regensburg 1986, 27–49

Schmidtke, A., Häfner, H.: The Werther effect after television films: new evidence for an old hypothesis. Psychol. Med. 18 (1988) 665–676

Schou, M., Weeke, A.: Did Manic-Depressive Patients Who Committed Suicide Receive Prophylactic or Continuation Treatment at the Time? Br. J. Psychiatry 153 (1988) 324–327

Schultz-Hencke, H.:Der gehemmte Mensch, 6. Aufl. Thieme Verlag Stuttgart-New York 1989

Schulze, M.: Eine sozialhygienische Studie zur Erforschung der Selbstmordziffer der DDR, die in internationalen Vergleichen zahlenmäßig relativ hoch erscheint. Humboldt-Universität Berlin 1969, Dissertation A

Schüttler, R.: Suizidalität im Verlauf schizophrener Psychosen, in: Wolfersdorf, M., Vogel, R. (Hrsg.): Suizidalität bei stationären psychiatrischen Patienten. Weissenhof Verlag Weinsberg 1987a, 131–146

Schüttler, R.: Probleme und Ergebnisse neuerer psychiatrischer Langzeituntersuchungen – dargestellt am Beispiel der Schizophrenien. Nervenheilkunde 6 (1987b) 67–70

Schwalb, H., Schimana, W., Brüninghaus, H. et al.: Mortalität hospitalisierter psychiatrischer Patienten – Ergebnisse einer 10-Jahres-Studie. Fortschr. Neurol. Psychiat. 55 (1987) 83–90

Seager, C. P.: Suicide in Neurosis and Personality Disorder, in: Roy, A. (ed.): Suicide. Williams and Wilkins Baltimore-London-Los Angeles 1986, 113–121

Seeman, P.: Brain Dopamine Receptors. Pharmacol. Rev. 32 (1981) 229–313

Seeman, P., Lee, T., Chau-Wong, M. et al.: Antipsychotic drug dosis and neuroleptic/dopamine receptors. Nature 261 (1976) 717–719

Seidel, K.: Der Suicid im höheren Lebensalter unter sozialpsychiatrischem Aspekt. Medizinische Akademie Dresden 1967, Dissertation B

Selzer, M. L.: Alcoholism, Mental Illness, and Stress in 96 Drivers Causing Fatal Accidents. Behav. Sci. 14 (1969) 1–10

Selzer, M. L., Payne, C. E.: Automobile Accidents, Suicide and Unconscious Motivation. Am. J. Psychiat. 119 (1962) 237–240

Selzer, M. L., Rogers, J. E., Kern, S.: Fatal Accidents: The Role of Psychopathology, Social Stress, and Acute Disturbance. Am. J. Psychiat. 124 (1968) 1028–1036

Shaffer, J. W., Towns, W., Schmidt, C. W. et al.: Social Adjustment Profiles of Fatally Injured Drivers. Arch. Gen. Psychiatry 30 (1974) 508–511

Simpson, H. M.: Human-Related Risk Factors in Traffic Crashes: Research Needs and Opportunities. J. Stud. Alcohol 1985, Suppl. 10, 32–39

Simpson, J. C.: Mortality studies in schizophrenia, in: Nasrallah, H. A. (ed.): Handbook of Schizophrenia Vol. 3: Nosology, Epidemiology and Genetics. Elsevier Publishers Amsterdam-New York-Oxford 1988, 245–273

Sims, A., Prior, P.: The Pattern of Mortality in Severe Neuroses. Br. J. Psychiatry 133 (1978) 299–305

Sims, C.: The hypothesis of an increased mortality associated with neurosis. Acta Psychiat. Belg. 86 (1986) 512–513

Siris, S. G., Strahan, A., Mandeli, J. et al.: Fluphenazine decanoate dose and severity of depression in patients with post – psychotic depression. Schizophrenia Res. 1 (1988) 31–35

Skog, O. J.: Trends in Alcohol Consumption and Violent Deaths. Br. J. Addict. 81 (1986) 365–379

Solomon, J.: Alcoholism and Suicide, in Solomon, J. (ed.): Alcoholism and Clinical Psychiatry. Plenum Medical Book Company, New York-London 1982, 97–110

Solomon, M. I., Hellon, C. P.: Suicide and Age in Alberta, Canada, 1951 to 1977: A Cohort Analysis. Arch. Gen. Psychiatry 37 (1980) 511–413

Souetre, E.: Completed suicides and traffic accidents: Longitudinal analysis in France. Acta Psychiat. Scand. 77 (1988) 530–534

Staatliche Zentralverwaltung für Statistik (Hrsg.): Statistisches Jahrbuch 1987. Staatsverlag der Deutschen Demokratischen Republik, Berlin 1987

Sundqvist-Stensman, U. B.: Suicide among 523 persons in a Swedish county with and without contact with psychiatric care. Acta Psychiat. Scand. 76 (1987a) 8–14

Sundqvist-Stensman, U. B.: Suicides in close connection with psychiatric care: An analysis of 57 cases in a Swedish county. Acta Psychiat. Scand. 76 (1987) 15–20

Susser, M.: Causal Thinking in the Health Sciences. Concepts and Strategies in Epidemiology. Oxford University Press London-New York-Toronto 1973

Tabachnick, N., Litman, R. E., Osman, M. et al.: Comparative Psychiatric Study of Accidental and Suicidal Death. Arch. Gen. Psychiatry 14 (1966) 60–68

Thompson, W. D.: Statistical Criteria in the Interpretation of Epidemiologic Data. Am. J. Publ. Hlth. 77 (1987) 1–4

Tsuang, M. T.: Suicide in Schizophrenics, Manics, Depressives and Surgical Controls: A Comparison with General Population Suicide Mortality. Arch. Gen. Psychiatry 35 (1978) 153–155

Tsuang, M. T., Simpson, J. C.: Mortality Studies in Psychiatry-Should They Stop or Proceed? Arch. Gen. Psychiatry 41 (1985) 98–103

Tsuang, M. T., Woolson, R. F.: Mortality in Patients with Schizophrenia, Mania, Depression and Surgical Controls: A Comparison with General Population Suicide Mortality. Br. J. Psychiatry 130 (1977) 162–166

Tsuang, M. T., Woolson, R. F.: Excess Mortality in Schizophrenia and Affective Disorders: Do Suicides and Accidental Deaths Solely Account for this Excess? Arch. Gen. Psychiatry 35 (1978) 1181–1185

Tsuang, M. T., Woolson, R. F., Fleming, J. A.: Premature Deaths in Schizophrenia and Affective Disorders: An Analysis of Survival Curves and Variables Affecting the Shortened Survival. Arch. Gen. Psychiatry 37 (1980) 979–983

Tsuang, M. T., Perkins, K., Simpson, J. C.: Physical Diseases in Schizophrenia and Affective Disorders. J. Clin. Psychiatry 44 (1983) 42–46

Tsuang, M. T., Floor, M., Fleming, J. A.: Psychiatric Aspects of Traffic Accidents. Am. J. Psychiat. 142 (1985) 538–546

Vaillant, G.: The Natural History of Alcoholism. Harvard University Press Cambridge, 1983

Vaillant, G. E., Bond, M., Vaillant, C. O.: An Empirically Validated Hierarchy of Defense Mechanisms. Arch. Gen. Psychiat. 43 (1986) 786–794

Van Egmond, M., Diekstra, R. F. W.: Die Vorhersagbarkeit von suizidalen Verhaltensweisen: Die Ergebnisse einer Metaanalyse herausgegebener Studien, in: Welz, R., Möller, H. J. (Hrsg.): Bestandsaufnahme der Suizidforschung – Epidemiologie, Prävention und Therapie. Roderer Verlag Regensburg 1984, 41–56

Van Praag, H. M.: Biological Suicide Research: Outcome and Limitations. Biol. Psychiatry 21 (1986) 1305–1323

Van Sweden, B., De Bruecker, G., De Groot, R.: Epilepsy in General Hospital Psychiatry: An Acute Admission Survey. Integr. Psychiatry 4 (1986) 249–258

Verband Deutscher Rentenversicherungsträger: Rehabilitation Abhängigkeitskranker durch die Rentenversicherung in Zahlen, in: Jahrbuch '88 zur Frage der Suchtgefahren. Neuland-Verlagsgesellschaft Hamburg 1987, 115–118

Vingilis, E.: Drinking drivers and alcoholics: Are they from the same population?, in: Smart, R. G., Glaser, F. B., Israel, Y. et al. (eds.): Research Advances in Alcohol and Drug Problems, Vol. 7. New York Plenum Press 1983, 299–342

Vogel, R., Bell, V., Blumenthal, St. et al.: Zur Kurz- und Langstreckenprognose der beruflichen Integration hospitalisierter psychiatrischer Patienten – Ergebnisse einer prospektiven 1-Jahres- und 5-Jahres-Katamnese. Nervenheilkunde 6 (1987) 71–77

Wall, S., Rosén, M., Nyström, L.: The Swedish Mortality Pattern: A Basis for Health Planning? Int. J. Epidemiol. 14 (1985) 285–292

Waller, J. A.: Chronic Medical Conditions and Traffic Safety – Review of the California Experience. New Engl. J. Med. 273 (1965) 1413–1420

Waller, J. A., Turkel, H. W.: Alcoholism and Traffic Deaths. New Engl. J. Med. 275 (1966) 532–536

Wasson, J. H., Sox, H. C., Neff, R. K. et al.: Clinical Predicition Rules. Applications and Methodological Standards. New Engl. J. Med. 313 (1985) 793–799

Wedler, H. L.: Der suizidgefährdete Patient. Hippokrates Verlag Stuttgart 1987

Weeke, A.: Causes of death in manic-depressives, in: Schou, M., Strömgren, E. (eds.): Origin, Prevention and Treatment of Affective Disorders. Academic Press London 1979, 289–299

Weeke, A., Vaeth, M.: Excess Mortality of Biopolar and Unipolar Manic-Depressive Patients. J. Affect. Disorders 11 (1986) 227–234

Weeke, A., Juel, K., Vaeth, M.: Cardiovascular death and manic-depressive psychosis. J. Affect. Disorders 13 (1987) 287–292

Weissman, M. M., Myers, J. K., Leaf, P. J. et al.: The Affective Disorders: Results from the Epidemiologic Catchment Area Study (ECA), in: Hippius, H., Klerman, G. L., Matussek, N. (eds.): New Results in Depression Research. Springer Verlag Berlin-Heidelberg-New York 1986, 16–25

Wellman, R. J., Wellman, M. M.: Correlates of suicide ideation in a college population. Soc. Psychiat. Psychiatr. Epidemiol. 23 (1988) 90–95

WHO: The International Pilot Study of Schizophrenia, Vol. I. World Health Organization Geneva 1973

WHO: World Health Statistics Annual 1975. World Health Organization, Genéve 1975

WHO Working Group, Regional Office for Europe: Changing patterns in suicide behaviour. Euro Reports and Studies 74, Copenhagen 1982

WHO: Einzelziele für „Gesundheit 2000", WGO Regionalbüro für Europa. Kopenhagen 1985

WHO: World Health Statistics Annual 1988. World Health Organization, Genéve 1988

WHO Mental Health Collaborating Centres: Pharmacotherapy of depressive disorders – A consensus statement. J. Affect. Disorders 17 (1989) 197–198

Williams, P., De Salvia, D., Tansella, M.: Suicide, psychiatric reform, and the provision of psychiatric services in Italy. Soc. Psychiatry 21 (1986) 89–95

Winokur, G., Tsuang, M.: The Iowa 500: Suicide in Mania, Depression, and Schizophrenia. Am. J. Psychiatry 132 (1975) 650–651

Winter, K.: Lehrbuch der Sozialhygiene. Verlag Volk und Gesundheit, Berlin 1977

Wise, R. P., Livengood, J. R., Berkelman, R. L. et al.: Methodological Alternatives for Measuring Premature Mortality. Am. J. Prev. Med. 4 (1988) 268–273

Wolfersdorf, M., Fröscher, W.: Suizid bei Epilepsiepatienten. Fortschr. Neurol. Psychiat. 55 (1987) 294–298

Wolfersdorf, M., Vogel, R., Keller, F. et al.: Gegenwärtiger Ergebnisstand zum Kliniksuizid, in: Ritzel, G.: Kliniksuizid: Forschungsmethoden und rechtliche Aspekte. Roderer Verlag Regensburg 1989, 23–72

Woodbury, M. A., Manton, K. G., Blazer, D.: Trends in US Suicide Mortality Rates 1968 to 1982: Race and Sex Differences in Age, Period and Cohort Components. Int. J. Epidemiol. 17 (1988) 356–362

Woogh, C. M.: The Case for Psychiatric Record Linkage. Can. J. Psychiatry 32 (1987) 470–475

Woolson, R. F., Tsuang, M. T., Fleming, J. A.: Utility of the Proportinal-Hazards Model for Survival Analysis of Psychiatric Data. J. Chron. Dis. 33 (1980) 183–195

Yarden, P.: Observations On Suicide in Chronic Schizophrenics. Compr. Psychiatry 15 (1974) 325–333

Yates, W. R.: Factors Associated with Motor Vehicle Accidents Among Male Alcoholics. J. Stud. Alcohol 48 (1987) 586–590

Yates, W. R., Wallace, R.: Cardiovascular risk factors in affective disorder. J. Affect. Disorders 12 (1987) 129–134

Zilber, N., Schufman, N., Lerner, Y.: Mortality among psychiatric patients – the groups at risk. Acta Psychiat. Scand. 79 (1989) 248–256

Zis, A. P., Goodwin, F. K.: Major affective disorder as a recurrent illness. Arch. Gen. Psychiatry 36 (1979) 835–839

Anhang

Schätzungen der Überlebenswahrscheinlichkeiten
der erstbehandelten Paranoiden, Depressiven
und Alkoholkranken nach ihrer Entlassung

1 Kaplan-Meier–Schätzungen der Überlebenswahrscheinlichkeiten der männlichen Alkoholkrankenpopulation

1.1 Schätzung unter Einbeziehung aller Todesursachen, Altersintervall von 15 bis unter 60 Jahren

Überlebenszeitraum in Monaten	Kaplan-Meier-Schätzung	95%-Konfidenzintervall
0–0,001	1,0	
0,001–1	0,987	0,974–0,994
1–3	0,984	0,969–0,992
3–4	0,982	0,967–0,990
4–5	0,980	0,965–0,989
5–6	0,977	0,960–0,986
6–7	0,969	0,951–0,981
7–8	0,964	0,945–0,977
8–10	0,960	0,941–0,974
10–11	0,959	0,938–0,972
11–12	0,953	0,932–0,968
12–13	0,949	0,927–0,965
13–14	0,946	0,923–0,962
14–15	0,942	0,919–0,958
15–16	0,936	0,912–0,954
16–17	0,934	0,910–0,952
17–18	0,932	0,908–0,950
18–19	0,930	0,905–0,949
19–20	0,924	0,898–0,944
20–21	0,918	0,891–0,938
21–23	0,916	0,889–0,937
23–24	0,909	0,882–0,931
24–25	0,907	0,879–0,929
25–27	0,903	0,874–0,925
27–29	0,898	0,869–0,921
29–32	0,894	0,864–0,917
32–33	0,891	0,861–0,915
33–34	0,889	0,858–0,913
34–36	0,887	0,855–0,911
36–37	0,884	0,853–0,909
37–39	0,882	0,850–0,907

Fortsetzung Übersicht

Überlebenszeitraum in Monaten	Kaplan-Meier-Schätzung	95%-Konfidenzintervall
39–40	0,879	0,847–0,905
40–42	0,876	0,844–0,902
42–45	0,868	0,834–0,895
45–46	0,865	0,831–0,893
46–48	0,859	0,824–0,888
48–51	0,847	0,810–0,877
51–52	0,844	0,807–0,875
52–53	0,837	0,799–0,869
53–54	0,834	0,796–0,866
54–60	0,831	0,792–0,863
60–70	0,824	0,783–0,857
70–75	0,815	0,773–0,850
75–77	0,810	0,768–0,846
77–78	0,805	0,762–0,842
78–82	0,800	0,756–0,838
82–87	0,789	0,742–0,829
87–91	0,783	0,734–0,824
91–95	0,775	0,725–0,818
95–120	0,767	0,714–0,812

1.2 Schätzung der Überlebenswahrscheinlichkeit für alle Todesursachen außer Suizide, Altersintervall 15 bis unter 60 Jahre

Überlebenszeitraum in Monaten	Kaplan-Meier-Schätzung	95%-Konfidenzintervall
0–0,001	1,0	
0,001–1	0,993	0,981–0,997
1–3	0,991	0,979–0,996
3–5	0,989	0,976–0,995
5–6	0,987	0,974–0,994
6–7	0,982	0,967–0,990
7–8	0,980	0,964–0,989
8–11	0,976	0,960–0,986
11–12	0,971	0,953–0,982
12–13	0,969	0,950–0,981
13–14	0,967	0,948–0,979
14–15	0,963	0,943–0,976
15–16	0,961	0,941–0,975
16–17	0,959	0,939–0,973
17–19	0,957	0,936–0,971
19–20	0,951	0,929–0,966
20–21	0,947	0,924–0,963
21–23	0,945	0,921–0,961
23–24	0,938	0,913–0,956
24–25	0,936	0,911–0,954
25–27	0,931	0,905–0,950
27–29	0,926	0,900–0,946
29–32	0,924	0,897–0,944
32–37	0,922	0,894–0,942
37–39	0,919	0,891–0,940
39–40	0,916	0,888–0,938
40–42	0,914	0,884–0,936
42–45	0,905	0,874–0,929
45–46	0,902	0,871–0,926
46–48	0,896	0,863–0,921
48–51	0,883	0,848–0,910
51–52	0,880	0,844–0,907
52–53	0,876	0,840–0,905
53–54	0,873	0,837–0,902
54–60	0,870	0,832–0,899
60–70	0,862	0,823–0,893
70–75	0,853	0,813–0,885
75–77	0,848	0,807–0,881
77–78	0,843	0,800–0,877
78–82	0,838	0,794–0,873
82–87	0,826	0,779–0,864
87–91	0,819	0,770–0,858
91–95	0,811	0,760–0,853
95–119	0,803	0,749–0,846

1.3 Schätzung der Überlebenswahrscheinlichkeit für die Todesursache Suizid, Altersintervall 15 bis unter 60 Jahre

Überlebenszeitraum in Monaten	Kaplan-Meier-Schätzung	95%-Konfidenzintervall
0–0,001	1,0	
0,001–1	0,995	0,983–0,998
1–4	0,993	0,981–0,997
4–5	0,991	0,979–0,996
5–6	0,989	0,976–0,995
6–7	0,987	0,974–0,994
7–10	0,984	0,969–0,991
10–12	0,982	0,966–0,990
12–13	0,980	0,964–0,989
13–15	0,978	0,961–0,987
15–18	0,974	0,956–0,985
18–20	0,972	0,954–0,983
20–29	0,970	0,951–0,981
29–33	0,967	0,948–0,980
33–34	0,965	0,944–0,978
34–36	0,962	0,941–0,976
36–52	0,959	0,937–0,974
52–119	0,956	0,932–0,971

1.4 Schätzung der Überlebenswahrscheinlichkeit für alle Todesursachen außer Suizid, Altersintervall 35 bis unter 60 Jahre

Überlebenszeitraum in Monaten	Kaplan-Meier-Schätzung	95%-Konfidenzintervall
0–0,001	1,0	
0,001–1	0,994	0,978–0,999
1–5	0,992	0,974–0,997
5–6	0,989	0,970–0,996
6–7	0,980	0,959–0,991
7–8	0,977	0,955–0,989
8–11	0,975	0,952–0,987
11–12	0,966	0,941–0,980
12–14	0,963	0,937–0,978
14–15	0,960	0,933–0,976
15–16	0,957	0,929–0,974
16–19	0,954	0,925–0,971
19–20	0,944	0,913–0,964
20–21	0,941	0,909–0,961
21–23	0,937	0,905–0,959
23–25	0,934	0,901–0,956
25–27	0,930	0,897–0,953
27–32	0,923	0,888–0,947
32–37	0,919	0,883–0,944
37–39	0,915	0,879–0,941
39–42	0,911	0,874–0,938
42–45	0,899	0,858–0,928
45–46	0,894	0,853–0,924
46–48	0,885	0,842–0,917
48–51	0,867	0,820–0,902
51–53	0,862	0,814–0,898
53–54	0,857	0,809–0,894
54–60	0,852	0,803–0,890
60–70	0,841	0,789–0,881
70–75	0,828	0,774–0,870
75–77	0,821	0,765–0,865
77–78	0,813	0,756–0,859
78–82	0,806	0,746–0,853
82–91	0,789	0,725–0,839
91–95	0,778	0,712–0,831
95–119	0,767	0,696–0,823

1.5 Schätzung der Überlebenswahrscheinlichkeit für die Todesursache Suizid, Altersintervall 35 bis unter 60 Jahre

Überlebenszeitraum in Monaten	Kaplan-Meier-Schätzung	95%-Konfidenzintervall
0–0,001	1,0	
0,001–1	0,994	0,978–0,999
1–4	0,992	0,974–0,997
4–5	0,989	0,971–0,996
5–6	0,986	0,967–0,994
6–7	0,983	0,963–0,992
7–12	0,977	0,955–0,989
12–13	0,974	0,951–0,987
13–15	0,971	0,948–0,985
15–18	0,968	0,944–0,982
18–20	0,965	0,939–0,980
20–33	0,962	0,935–0,978
33–34	0,958	0,930–0,975
34–36	0,954	0,924–0,972
36–52	0,950	0,919–0,969
52–119	0,944	0,911–0,965

1.6 Schätzung der Überlebenswahrscheinlichkeit für alle Todesursachen außer Suizid, Altersintervall 15 bis unter 35 Jahre

Überlebenszeitraum in Monaten	Kaplan-Meier-Schätzung	95%-Konfidenzintervall
0–0,001	1,0	
0,001–3	0,990	0,960–0,997
3–8	0,985	0,954–0,995
8–13	0,980	0,947–0,992
13–14	0,974	0,940–0,989
14–17	0,969	0,932–0,986
17–20	0,963	0,925–0,982
20–23	0,958	0,917–0,979
23–24	0,945	0,900–0,970
24–25	0,939	0,892–0,966
25–29	0,932	0,884–0,961
29–40	0,926	0,875–0,956
40–52	0,917	0,863–0,951
52–87	0,907	0,848–0,944
87–118	0,882	0,797–0,933

1.7 Schätzung der Überlebenswahrscheinlichkeit für die Todesursache Suizid, Altersintervall 15 bis unter 35 Jahre

Überlebenszeitraum in Monaten	Kaplan-Meier-Schätzung	95%-Konfidenzintervall
0–0,001	1,0	
0,001–10	0,995	0,965–0,999
10–15	0,990	0,959–0,997
15–29	0,984	0,951–0,995
29–118	0,977	0,939–0,991

2 Kaplan-Meier-Schätzungen der Überlebenswahrscheinlichkeiten der Patienten mit „paranoidem Syndrom"

2.1 Schätzung der Überlebenswahrscheinlichkeit männlicher Paranoider unter Einbeziehung aller Todesursachen, Altersintervall 15 bis unter 60 Jahre

Überlebenszeitraum in Monaten	Kaplan-Meier-Schätzung	95%-Konfidenzintervall
0–0,001	1,0	
0,001–1	0,995	0,966–0,999
1–3	0,985	0,955–0,995
3–6	0,975	0,942–0,990
6–7	0,970	0,935–0,987
7–11	0,965	0,929–0,983
11–14	0,949	0,908–0,972
14–15	0,944	0,901–0,969
15–27	0,939	0,894–0,965
27–28	0,932	0,886–0,960
28–33	0,926	0,878–0,956
33–37	0,920	0,870–0,951
37–45	0,913	0,862–0,946
45–46	0,906	0,853–0,941
46–49	0,899	0,843–0,935
49–63	0,891	0,833–0,929
63–67	0,881	0,819–0,922
67–73	0,870	0,804–0,915
73–91	0,856	0,784–0,906
91–92	0,832	0,741–0,893
92–98	0,807	0,703–0,878
98–120	0,775	0,650–0,860

2.2 Schätzung der Überlebenswahrscheinlichkeit männlicher Paranoider
für die Todesursache Suizid, Altersintervall 15 bis unter 60 Jahre

Überlebenszeitraum in Monaten	Kaplan-Meier-Schätzung	95%-Konfidenzintervall
0–0,001	1,0	
0,001–1	0,995	0,966–0,999
1–3	0,990	0,961–0,998
3–6	0,980	0,948–0,993
6–11	0,975	0,941–0,990
11–14	0,959	0,920–0,979
14–15	0,954	0,913–0,976
15–45	0,948	0,906–0,972
45–49	0,941	0,894–0,967
49–63	0,932	0,882–0,961
63–91	0,922	0,866–0,955
91–92	0,895	0,807–0,945
92–98	0,869	0,761–0,931
98–120	0,834	0,699–0,912

2.3 Schätzung der Überlebenswahrscheinlichkeit männlicher Paranoider
für alle Todesursachen außer Suizid, Altersintervall 15 bis unter 60 Jahre

Überlebenszeitraum in Monaten	Kaplan-Meier-Schätzung	95%-Konfidenzintervall
0–1	1,0	
1–7	0,995	0,966–0,999
7–27	0,990	0,960–0,997
27–28	0,984	0,949–0,995
28–33	0,977	0,940–0,991
33–37	0,970	0,930–0,988
37–46	0,963	0,920–0,984
46–67	0,956	0,908–0,979
67–73	0,944	0,887–0,972
73–120	0,929	0,861–0,964

2.4 Schätzung der Überlebenswahrscheinlichkeit weiblicher Paranoider unter Einbeziehung aller Todesursachen, Altersintervall 15 bis unter 60 Jahre

Überlebenszeitraum in Monaten	Kaplan-Meier-Schätzung	95%-Konfidenzintervall
0–0,001	1,0	
0,001–1	0,997	0,976–1,000
1–3	0,993	0,973–0,998
3–4	0,990	0,969–0,997
4–7	0,986	0,964–0,995
7–8	0,983	0,960–0,993
8–11	0,973	0,946–0,986
11–15	0,969	0,942–0,984
15–16	0,966	0,937–0,981
16–17	0,962	0,933–0,979
17–18	0,959	0,928–0,976
18–20	0,955	0,924–0,974
20–22	0,951	0,919–0,971
22–25	0,947	0,914–0,968
25–31	0,940	0,905–0,962
31–32	0,936	0,899–0,959
32–33	0,931	0,894–0,956
33–34	0,927	0,889–0,952
34–39	0,923	0,884–0,949
39–44	0,918	0,878–0,946
44–50	0,913	0,872–0,942
50–58	0,908	0,865–0,938
58–65	0,902	0,858–0,933
65–68	0,896	0,849–0,928
68–83	0,889	0,840–0,923
83–98	0,879	0,826–0,917
98–120	0,862	0,797–0,908

2.5 Schätzung der Überlebenswahrscheinlichkeit weiblicher Paranoider für die Todesursache Suizid, Altersintervall 15 bis unter 60 Jahre

Überlebenszeitraum in Monaten	Kaplan-Meier-Schätzung	95%-Konfidenzintervall
0–1	1	
1–4	0,997	0,976–1,000
4–7	0,993	0,973–0,998
7–8	0,990	0,969–0,997
8–11	0,983	0,959–0,993
11–15	0,979	0,955–0,991
15–16	0,976	0,950–0,988
16–17	0,972	0,945–0,986
17–18	0,968	0,940–0,983
18–22	0,965	0,936–0,981
22–25	0,961	0,931–0,978
25–31	0,957	0,926–0,975
31–50	0,953	0,920–0,972
50–65	0,947	0,912–0,969
65–68	0,940	0,901–0,964
68–98	0,933	0,891–0,959
98–120	0,915	0,853–0,952

2.6 Schätzung der Überlebenswahrscheinlichkeit weiblicher Paranoider für alle Todesursachen außer Suizid, Altersintervall 15 bis unter 60 Jahre

Überlebenszeitraum in Monaten	Kaplan-Meier-Schätzung	95%-Konfidenzintervall
0–0,001	1,0	
0,001–3	0,997	0,976–1,000
3–8	0,993	0,973–0,998
8–20	0,990	0,969–0,997
20–25	0,986	0,963–0,995
25–32	0,982	0,957–0,992
32–33	0,977	0,950–0,990
33–34	0,973	0,944–0,987
34–39	0,968	0,937–0,984
39–44	0,964	0,931–0,981
44–58	0,959	0,924–0,978
58–83	0,952	0,915–0,974
83–120	0,942	0,895–0,968

3 Kaplan-Meier-Schätzungen der Überlebenswahrscheinlichkeiten der Patienten mit „depressivem Syndrom"

3.1 Schätzung der Überlebenswahrscheinlichkeit männlicher Depressiver unter Einbeziehung aller Todesursachen, Altersintervall 15 bis unter 60 Jahre

Überlebenszeitraum in Monaten	Kaplan-Meier-Schätzung	95%-Konfidenzintervall
0–0,001	1,0	
0,001–1	0,970	0,911–0,990
1–2	0,950	0,885–0,979
2–3	0,941	0,873–0,973
3–4	0,921	0,847–0,959
4–6	0,911	0,835–0,952
6–8	0,901	0,823–0,945
8–10	0,890	0,811–0,938
10–12	0,880	0,799–0,930
12–15	0,870	0,787–0,922
15–18	0,849	0,762–0,906
18–25	0,828	0,737–0,889
25–38	0,816	0,724–0,880
38–42	0,802	0,706–0,869
42–46	0,787	0,687–0,858
46–55	0,770	0,647–0,845
55–79	0,752	0,644–0,832
79–103	0,721	0,596–0,813
103–116	0,661	0,488–0,787

3.2 Schätzung der Überlebenswahrscheinlichkeit männlicher Depressiver
für die Todesursache Suizid, Altersintervall 15 bis unter 60 Jahre

Überlebenszeitraum in Monaten	Kaplan-Meier-Schätzung	95%-Konfidenzintervall
0–1	1,0	
1–2	0,980	0,921–0,995
2–3	0,969	0,908–0,990
3–4	0,959	0,895–0,984
4–6	0,949	0,881–0,978
6–8	0,938	0,868–0,972
8–10	0,928	0,854–0,965
10–15	0,917	0,841–0,958
15–18	0,906	0,827–0,950
18–42	0,895	0,813–0,942
42–79	0,878	0,789–0,931
79–116	0,842	0,716–0,915

3.3 Schätzung der Überlebenswahrscheinlichkeit männlicher Depressiver
für alle Todesursachen außer Suizid, Altersintervall 15 bis unter 60 Jahre

Überlebenszeitraum in Monaten	Kaplan-Meier-Schätzung	95%-Konfidenzintervall
0–0,001	1,0	
0,001–3	0,970	0,911–0,990
3–12	0,960	0,897–0,985
12–15	0,949	0,881–0,978
15–18	0,937	0,866–0,971
18–25	0,926	0,850–0,964
25–38	0,912	0,832–0,955
38–46	0,896	0,808–0,945
46–55	0,878	0,780–0,934
55–103	0,857	0,750–0,920
103–116	0,785	0,581–0,898

3.4 Schätzung der Überlebenswahrscheinlichkeit weiblicher Depressiver unter Einbeziehung aller Todesursachen, Altersintervall 15 bis unter 60 Jahre

Überlebenszeitraum in Monaten	Kaplan-Meier-Schätzung	95%-Konfidenzintervall
0–0,001	1,0	
0,001–2	0,988	0,964–0,996
2–4	0,984	0,959–0,994
4–9	0,976	0,948–0,989
9–11	0,972	0,943–0,987
11–12	0,968	0,938–0,984
12–14	0,964	0,932–0,981
14–26	0,960	0,927–0,978
26–40	0,951	0,915–0,972
40–43	0,945	0,907–0,968
43–46	0,940	0,900–0,964
46–48	0,934	0,892–0,960
48–56	0,928	0,884–0,955
56–57	0,921	0,874–0,950
57–58	0,913	0,863–0,945
58–61	0,905	0,853–0,940
61–94	0,897	0,842–0,934
94–120	0,875	0,800–0,924

3.5 Schätzung der Überlebenswahrscheinlichkeit weiblicher Depressiver für die Todesursache Suizid, Altersintervall 15 bis unter 60 Jahre

Überlebenszeitraum in Monaten	Kaplan-Meier-Schätzung	95%-Konfidenzintervall
0–2	1,0	
2–4	0,996	0,972–0,999
4–11	0,988	0,963–0,996
11–14	0,984	0,958–0,994
14–46	0,980	0,952–0,991
46–48	0,974	0,941–0,988
48–56	0,967	0,931–0,985
56–57	0,960	0,919–0,980
57–120	0,952	0,907–0,975

3.6 Schätzung der Überlebenswahrscheinlichkeit weiblicher Depressiver für alle Todesursachen außer Suizid, Altersintervall 15 bis unter 60 Jahre

Überlebenszeitraum in Monaten	Kaplan-Meier-Schätzung	95%-Konfidenzintervall
0–0,001	1,0	
0,001–9	0,988	0,964–0,996
9–12	0,984	0,958–0,994
12–26	0,980	0,953–0,992
26–40	0,970	0,939–0,986
40–43	0,965	0,931–0,982
43–58	0,959	0,923–0,979
58–61	0,951	0,909–0,974
61–94	0,942	0,895–0,969
94–120	0,920	0,843–0,960

Sachverzeichnis

CPSIA information can be obtained at www.ICGtesting.com
Printed in the USA
LVOW10s1250180514

386272LV00006B/63/P

9 783662 027318